le droit au plaisir

Du même auteur

Aux Editions Fixot
Plus jamais mal au dos.
Les Chemins du bien-être.

Chez d'autres éditeurs
La Grande Forme.
En pleine santé.
La Forme naturelle.
Manger pour guérir.

En cassettes vidéo :
Plus jamais mal au dos.
Diététique et gym minceur.

Pierre
Pallardy

le droit au plaisir

FIXOT

Le droit au plaisir :
c'est le droit de faire ce qui vous plaît
sans déranger les autres.

Le plaisir est peut-être une idée neuve. J'ai mis longtemps, pour ma part, à aller jusqu'à lui. Les philosophes, qui manient des idées et travaillent sur l'impalpable, sont prompts à saisir les mouvements, ténus ou profonds, qui nous font évoluer et, avec nous, les sociétés qui sont les nôtres. Je travaillais les corps, les muscles, les articulations avec mes mains, plus habitué à avoir les sens en éveil qu'à réfléchir au devenir des hommes.

A vingt-sept ans, je sortais d'une enfance terrible, qui m'a laissé comme souvenirs la peur, le froid, la faim... J'avais terminé mes études, commencé à construire ma famille, je voulais soigner, guérir, persuadé que faire disparaître la douleur était ce qu'on attendait de moi, le but pour lequel je m'étais formé pendant toutes ces années. J'avais moi-même souffert pendant si longtemps de douleurs infernales que la joie de guérir les souffrances des autres me suffisait. Du moins est-ce ainsi que je l'imagine aujourd'hui.

Je soignais les corps et je croyais en eux ; je forçais le mien. Pas par masochisme, mais parce que j'étais persuadé que le sport était la vraie, peut-être la seule planche de salut.

J'étais persuadé que la forme physique chasserait mes angoisses, ma timidité, une excessive émotivité. Mes professeurs me l'avaient dit, et avant eux mes éducateurs, je les entends parfois encore : « Fais du sport, ça t'évitera de faire des bêtises. » Il est vrai que le sport m'apportait un bien-être. Après une course, un match, un effort, je me sentais apaisé et, à l'époque, je ne m'étonnais pas que ce plaisir soit éphémère.

Des sports, je suis vite passé de la pratique en amateur à la compétition. Plus j'étais déséquilibré, plus je me défonçais à la recherche de records, l'un chassant l'autre ; jogging à outrance, natation, ski, parachute, tennis, hiver comme été je n'arrêtais jamais. Je me préparais en professionnel et j'atteignais des niveaux honorables, guidé par une seule obsession : trouver une harmonie, un équilibre.

Ces sports m'ont tous apporté quelque chose : la joie de les pratiquer, une détente, une forme physique indéniable, et des rencontres. Je côtoyais des gens formidables que je vois encore aujourd'hui. Comme moi, ils cherchaient à s'oublier dans une aventure si prenante qu'elle rendrait tout le reste sans consistance. Paumés, stressés, mal dans leur peau, ils s'étaient trouvé un but : gagner. Tous, nous avons trouvé une chaleur, de l'amitié dans le sport, pas forcément ce que nous y cherchions.

Je faisais régulièrement le cross du *Figaro*. Il fallait, pour avoir une chance, s'y entraîner sérieusement. Je me souviens que les semaines précédentes, je courais trois fois vingt kilomètres par semaine. Et toujours, je finissais dans les premiers. Cette fois-là, je devais avoir trente-huit ans, je m'étais moins bien préparé, faute de temps, et je suis arrivé soixantième. Ce fut une déception. J'étais frustré, malheureux, j'acceptais mal cette défaite, je m'en voulais.

Il m'a fallu plusieurs jours pour récupérer et commencer

à réfléchir, à me poser des questions. Comment pouvais-je prendre si mal quelque chose d'aussi peu essentiel ? Dans quel état étais-je pour réagir d'une manière aussi stupide et disproportionnée ? Quelle sorte d'équilibre avais-je donc trouvé pour me décourager à la première défaite ?

Autre chose aussi me frappait : j'étais, ce jour-là, arrivé beaucoup plus fatigué que lorsque je courais plus vite et gagnais. Et je réalisais également que la fatigue physique, due à mon métier, m'avait fait m'entraîner avec moins d'acharnement que d'habitude. Tout à coup, je compris que j'étais en train de m'user.

Ma femme, mes amis proches tentaient de me raisonner. « Tu forces trop, tu t'épuises, ralentis ! » Je décidai de m'écouter, et de les écouter.

Du jour au lendemain, je changeai mes habitudes. Je renonçai à la compétition et au forcing. Je laissai partir sans moi mes copains, avec un peu de tristesse. J'appris, en courant moins vite, en pédalant moins fort, à attendre ma femme et mes enfants. C'était une découverte : ne pouvant me suivre, ils avaient depuis longtemps renoncé à partager avec moi ce plaisir. Ils partaient de leur côté, moi du mien.

Physiquement, j'accusais le coup. En quelques mois, j'ai pris six kilos : si j'avais supprimé une bonne part de mes activités, j'avais gardé la même alimentation. Je me sentais bizarre, je n'avais pas le moral : on m'avait enlevé une drogue. Je me suis mis à boire un peu de vin à table, alors que je n'en avais jamais pris une seule goutte. Il m'a fallu quelque temps pour m'adapter, renoncer à la performance pour chercher une autre sorte d'épanouissement, plus serein. Je commençais à m'intéresser à la « Forme ».

J'ai rééduqué mon alimentation et perdu mes kilos supplémentaires. Pour compenser l'absence de compétition et d'efforts intenses, j'ai mis au point la gymnastique de l'imagination. De soixante kilomètres de jogging par semaine, je passai à deux fois sept ou huit kilomètres de marche ou de footing, suivis d'une demi-heure de natation, sans compter les longueurs ni me chronométrer. Je gardai le vélo pour des balades d'été qui ne dépassaient jamais trente kilomètres. Tous les matins, je faisais cinq minutes d'étirement. Je me sentis mieux, puis bien, puis en grande forme. J'en ai fait mon premier livre. J'avais trente-neuf ans, j'avais découvert que la vraie forme passe par la tête, que l'équilibre doit venir d'abord de l'intérieur. Je n'étais plus nerveux, stressé, irritable comme au temps de ma grande période sportive, j'avais trouvé la paix, une harmonie que je n'avais jamais connue.

Parce que je me sentais bien, j'ai pris du recul, regardé, et surtout écouté, mes patients autrement. Longtemps, je leur imposais des règles pour la seule raison que je les trouvais bonnes. J'ai commencé à tenter de comprendre pour mieux les persuader. Parce que j'étais plus tolérant, moins exigeant, moins sectaire, ils se sont ouverts eux aussi, m'ont parlé de choses plus profondes qu'ils ne me disaient pas. Ils ont osé m'avouer leurs échecs, leurs difficultés sexuelles, leurs problèmes de couple. J'avais appris à dire : « Essayez de changer » plutôt que « Changez ! »

Mes résultats étaient meilleurs et plus durables ; les améliorations suivaient. Avant, je professais des idées arrêtées, ne supportais pas le moindre écart, interdisais café et cigarettes à vie, sans conditions, prônais des programmes lourds de sport d'endurance, supprimais le yoga et autres techniques à mes yeux inadaptées à l'homme occidental. Maintenant, j'avais simplifié ma méthode. Mes patients s'en portaient beaucoup mieux. Quand ils l'acceptaient.

Car je découvrais, après d'autres, que le mieux est

l'ennemi du bien. Épurée, plus facile, plus efficace, ma méthode était aussi moins bien acceptée. Elle était trop simple, mes patients ne pouvaient croire à des résultats obtenus en quelques semaines. Aujourd'hui encore, à cinquante et un ans, je sais que j'ai connu un échec, celui-là.

Pourtant, je voyais mes patients revivre et je savais ce qu'ils ressentaient : j'avais été mon premier cobaye. De quarante à cinquante ans, je n'ai cessé ni d'écouter les autres, ni de les observer. Je sais que l'on peut passer de la non-santé à la santé, et de la santé au plaisir. C'est ce chemin que je souhaite vous faire parcourir dans ce livre.

Enfin serein et en pleine santé, j'ai retrouvé mon équilibre, la plénitude des relations amicales et le bonheur de soigner. Plus vigilant et moins sceptique, j'ai appris à composer, pas à subir. Je sais que je dois faire des concessions, m'adapter à la société et à mon entourage, mais je choisis et j'assume mes choix. Ainsi, je fais ma vie au lieu de la regarder passer.

Pour moi, le plaisir, le vrai, c'est cette harmonie. C'est le bien-être, corps et tête confondus. Le non-plaisir, c'est la violence, l'agressivité, l'extrême fatigue ou la maladie. Qu'est-il de pire que de s'éveiller épuisé et démoralisé ? Qu'est-il de mieux que de se lever avec l'envie d'entreprendre, de lutter contre le stress et de le vaincre, de réussir à soulager les gens qui souffrent ? Pour moi, l'image de l'harmonie, c'est un dîner en famille, le dîner est bon, les enfants sont de bonne humeur, on danse.

J'espère vous avoir apporté la forme et la santé, j'aimerais aujourd'hui vous apporter le plaisir qui est la vie même.

Qu'est-ce que le plaisir pour vous ?

Plaisir, déplaisir, plaisir et plaisirs, plaisir ou bonheur... Dans ce livre consacré au plaisir, j'ai voulu d'abord savoir ce que signifiait pour vous ce mot. Ce qu'il évoque quand on le prononce en forme de question posée à froid, sans prévenir, ce qu'il vous suggère spontanément. Notion diffuse et personnelle, définition vague mais idée forte, le plaisir a une résonance particulière pour chacun. Vos réponses montrent à la fois son importance et sa diversité.

Écoutez-vous :

« Le plaisir ? M'amuser, la vibration des sens, la sexualité.

Le non-plaisir ? La contrainte, ce qu'on m'impose, la dépendance. La cigarette est un plaisir, fumer peut devenir un esclavage.

Le plaisir que je n'aurai jamais : me gaver de gâteaux au chocolat sans grossir. »

Caroline, 23 ans, comédienne, célibataire.

« Le plaisir, c'est le sport, les vacances, le soleil et le sexe, le cinéma et les amis.

Le non-plaisir, c'est le boulot, le stress, ce sont les contraintes et l'incompréhension, les gosses quelquefois.

Le plaisir que je n'aurai plus jamais, c'est de monter à bord d'un avion de chasse. Pourtant je l'ai fait, quand j'étais au service militaire. »

Frédéric, 31 ans, agent commercial, marié, deux enfants.

« Le plaisir, c'est de voir mes petits-enfants, c'est marcher, chasser, ou simplement m'asseoir sur un banc du jardin du Luxembourg et emmener ma femme au théâtre.

Le non-plaisir, ce sont les clients désagréables et les

inspecteurs du permis de conduire incorrects.

Les plaisirs que je n'aurai jamais : un beau bateau, aller à la pêche au gros, passer une nuit avec Catherine Deneuve. »

André, 72 ans, patron d'auto-école, marié, quatre enfants.

« Le plaisir, quel plaisir ? C'est un piège, cette question. C'est faire ce qu'on aime, réussir professionnellement, être heureux en famille... Mon plus grand plaisir à moi, c'est de me réaliser dans le sport automobile.

Mon plus grand déplaisir, de me sacrifier pour les autres. Et l'ennui.

Mais jamais je ne verrai à nouveau marcher mon frère, qui a eu un accident. »

Jacques, 52 ans, chômeur, marié, deux enfants.

« Le plaisir ? Voyages, vacances, bouffe, sexe, confort, aventure.

Le non-plaisir ? Gris, abstinence, conflits, inquiétude.

Le rêve ? Mener la vie d'un trappeur au Canada. »

Charles, 25 ans, étudiant.

« Le plaisir est sensuel, c'est toucher, regarder, sentir, se détendre. Je ne peux pas vivre sans plaisir. Je trouve dix petits bonheurs par jour.

Le non-plaisir est artificiel, c'est tout ce qu'on fait non parce qu'on le veut mais parce qu'il le faut.

L'harmonie est faite de cercles. Le plus petit, c'est soi, le plus grand, l'univers. Ce qu'on n'atteint jamais : l'harmonie globale, mais il faut se faire des cercles de bonheur, les plus nombreux possibles. »

Jean, 56 ans, publicitaire, marié, trois enfants.

« Plaisir égale amour, douceur, tendresse, chaleur, sérénité, soleil, bien-être.

Déplaisir égale stress, angoisse, cupidité, hypocrisie.

Le plaisir ? Le paradis que nous n'aurons jamais. »

Dominique, 35 ans, journaliste, mariée, un enfant.

« Le plaisir, c'est mon harmonie familiale, ma gym chaque matin.

Le non-plaisir, c'est l'agressivité, le feu, la violence. »

Georges, 68 ans, pompier retraité, marié.

« Le plaisir, c'est vivre dans la vérité quelque chose qu'on a longtemps attendu, une rencontre avec une femme, la réalisation d'un projet, c'est un moment fugace. C'est aussi le flirt avec la souffrance, la quiétude m'effraye, j'ai besoin d'obstacles.

Le non-plaisir, ce sont les conflits, les calculs, la frime, l'impuissance.

Le plaisir, c'est être libre, le déplaisir, être otage. »

Olivier, 49 ans, chef d'entreprise, marié, deux enfants.

« Mes plaisirs ? Manger, faire l'amour, les choses simples : le grand air, les couleurs, la musique. C'est un but, un espoir, la jouissance de savoir qu'on obtiendra ce qu'on voulait.

L'absence de plaisir, c'est l'absence d'envies. »

Michelle, 43 ans, vendeuse, célibataire.

« Le plaisir ? Je ne sais pas ce que c'est, je n'en ai pas. Ma femme m'a capté, emprisonné, elle me garde en otage. Je me sens responsable.

Ma survie, c'est ma dépression, elle m'apporte la

paix, c'est ma seule planète. Le plaisir, c'est la liberté. Je ne l'aurai jamais. »

Louis, 54 ans, ingénieur, marié, deux enfants.

« Le plaisir ? La mer, la montagne, un paysage, l'Inde, l'Amérique du Sud, l'harmonie entre soi et la beauté du monde.

Le non-plaisir ? Le noir, la guerre, les disputes. Longtemps j'ai été autiste, je souffrais, mais je ne savais pas de quoi, je ne parlais pas. C'était le non-plaisir absolu. »

Victoire, 47 ans, peintre, mariée, deux enfants.

« Le plaisir ? Partager sa vie et ses rêves avec quelqu'un qu'on aime.

Le non-plaisir ? C'est le contraire. Je l'ai vécu 15 ans. »

Jérôme, 58 ans, assureur, divorcé, trois enfants.

« Plaisir des sens, bonne bouffe, voitures, sensualité, c'est bien et c'est tout de suite. Il faut se faire au moins un petit plaisir par jour.

Je ne peux pas imaginer un plaisir que je n'aurai jamais. »

Barbara, 23 ans, styliste, célibataire.

« Ce n'est pas précis le plaisir, c'est une harmonie, une osmose, le plaisir, c'est la vie. C'est fugitif, instantané, animal. Le bonheur est plus large, mais, pour l'avoir, il faut renoncer à pas mal de plaisirs.

Je rêve d'un monde serein, et de conduire un chasseur à réaction. Mes plaisirs sont simples et mes rêves infantiles. »

Philippe, 52 ans, éditeur, remarié, trois enfants.

« Il y a des milliers de plaisirs, même dans le malheur. Sans plaisir, je meurs.

Le malheur, c'est l'agressivité, le stress, les disputes. »

Marie, décoratrice, 38 ans, remariée, trois enfants.

« Plaisir : gaieté, couleurs, bonheur, quelque chose qui te prend à l'intérieur, qui te chauffe et qui te fait rire.

Non-plaisir : sombre, larmes, désespoir, privations, les déshérités. »

Pascale, 21 ans, étudiante.

« Le plaisir ? La détente, le bien-être, se sentir à l'aise.

Le non-plaisir : l'insatisfaction. »

Gabrielle, 45 ans, institutrice, célibataire.

« Le plaisir ? Ce sont tous les plaisirs culinaires, intellectuels, de la chair, artistiques, c'est vital !

Le non-plaisir, c'est la non-liberté, c'est subir.

Le plaisir que je n'aurai jamais, c'est de rattraper le temps ; de vivre autre chose en restant la même. »

Catherine, 23 ans, étudiante, célibataire.

« Le plaisir, c'est faire ce qu'on veut, quand on veut, où on veut, c'est la liberté.

Le non-plaisir, c'est toutes ces culpabilités qu'on nous met sur le dos. »

Stéphanie, 24 ans, esthéticienne, mariée, sans enfants.

« Le plaisir, c'est l'amitié, la chaleur, ne pas avoir besoin.

Le non-plaisir, c'est tout ce qui vous contrarie. »

Fatima, 47 ans, employée de maison, mariée, quatre enfants.

« Le plaisir, c'est un principe de vie.

Le non-plaisir, c'est l'enfer.

Le plaisir que je n'aurai jamais ? L'intelligence d'un grand intellectuel. »

Laurence, 40 ans, mariée, trois enfants, sans profession.

« Pour moi, le plaisir est futile, il n'a rien à voir avec le bonheur. C'est une attention, un geste, un cadeau, que l'on reçoit ou que l'on donne.

Le non-plaisir, c'est de n'avoir rien à donner aux autres. »

Bernadette, 49 ans, secrétaire, mariée, deux enfants.

« Le plaisir, sourire.

Le non-plaisir, mort. »

Hélène, 37 ans, comédienne, mariée.

« Le plaisir, c'est bouffer, faire l'amour, le bonheur, et encore, ça dépend des jours.

Le non-plaisir, c'est le néant, le vide. »

Michèle, 50 ans, mariée, sans profession, deux enfants.

« Le plaisir, c'est manger avec les copains autour d'une table, ou les câlins. C'est sensuel, on l'éprouve avec les autres, pas seulement à deux.

Le non-plaisir, c'est l'école, et tout ce qui est malsain. »

Laure, 17 ans, lycéenne.

« Le plaisir, c'est la volupté, mon corps dans la mer, un fruit chaud et juteux, l'amour parfait. Le plaisir, c'est fragile.

Le non-plaisir, ce sont les contraintes, c'est se sentir brimé, dans l'espace ou dans le temps. »

Monique, 54 ans, cadre supérieur, divorcée, un enfant.

Le droit à la santé

Ainsi, le plaisir est vital. Il nous faut, pour exister, jouir de la vie, vibrer, aimer et rire. *Il faut bien que le corps exulte*, chantait le poète. Il faut aussi que l'esprit s'envole, que le cœur s'émeuve, que les sens s'éveillent. Il m'a fallu du temps pour m'imaginer conduire mes patients sur ce chemin-là. Les guérir ne suffisait pas, il fallait leur rendre le plaisir, c'est-à-dire la vie tout entière, sans retenue.

Mais l'un ne venait qu'après l'autre, dépendait inévitablement de l'autre : le plaisir n'existe pas sans la santé. Parlant du plaisir, vous oubliez que la santé en est la condition primordiale. La santé fait partie de ces biens qu'on oublie dès qu'on les a acquis. Qu'on vienne à la perdre et plus rien ne comptera que de la retrouver. Ainsi en va-t-il de la santé comme de l'amour : indispensable à ceux qui ne l'ont pas, elle paraît évidente à ceux qui en sont pourvus.

Les thérapies manuelles peuvent vous l'apporter, j'ai suffisamment de pratique aujourd'hui pour l'affirmer.

Mes patients arrivaient malades de leur corps, de leur tête, de la vie, quémandant un peu de soulagement et j'avais appris à soigner leurs douleurs, à guérir leurs troubles, à apaiser leurs malaises. Ils en étaient heureux, j'en étais fier. C'était essentiel, mais c'était peu : la souffrance souvent nous laisse en héritage des réflexes de peur, une façon parfois d'être amoindri, diminué sans raison apparente. J'ai découvert qu'il faut non seulement être en bonne santé physique et morale pour aller bien, mais qu'il faut aussi le vouloir, puis le savoir et l'assumer. Quand, enfin, mes patients étaient réconciliés avec eux-mêmes, leur corps et leur sexualité, alors la vie s'offrait à eux et plus rien ne pouvait les atteindre.

Il y a près de trente ans que j'exerce, jour après jour, mon métier de thérapeute manuel. Et si j'ai commis une erreur, c'est d'avoir été pendant trop longtemps enclin à penser que guérir signifiait supprimer les douleurs et rendre à chacun son intégrité physique. Je sais aujourd'hui que guérir veut dire apprendre à vivre.

Mais on ne peut vivre heureux sans s'être, d'abord, donné les moyens d'être en bonne santé.

La santé est le commencement

Si la santé n'est pas tout, elle est au moins le commencement de tout. Avez-vous essayé d'être de bonne humeur, serein, voire tout simplement objectif, avec une rage de dents, des maux de ventre, une lombalgie aiguë ou une migraine ? La santé, on sait qu'on la regrette quand on ne l'a plus, mais qui y pense quand il est doté d'une solide constitution ?

D'une certaine manière, il en va de même quand on est atteint d'un de ces troubles fonctionnels moins violents sûrement, moins évidents, rarement invalidants, mais qui s'installent, deviennent chroniques, obsédants, transformant les patients en infirmes qui s'ignorent ou, pire, consentants. Quand on ne va jamais bien, sans être pour autant réellement malade, on est un éclopé de la vie. On claudique du physique, on boitille du moral, on se plaint, on se soigne et, finalement, on s'habitue. Les autres vous regardent avec l'air de vous plaindre, à moins qu'ils ne vous trouvent hypocondriaque.

Assez vite, on ne fait plus d'effort. On espère encore trouver le médecin qui, à coup de pilules, vous remettra sur pied, ou le spécialiste capable de vous rendre, par le miracle de quelque potion magique, la santé de vos vingt ans, mais on renonce à se prendre en charge : trop fatigant, trop difficile, et d'ailleurs personne ne vous a dit de le faire.

Ces éclopés-là sont mon lot quotidien, et les troubles fonctionnels mon champ d'expérience. J'ai mis longtemps à en faire le tour, à les apprivoiser, à comprendre comment les guérir, ce qui, étrangement, est le plus facile. Il n'est nul besoin d'autre chose qu'une bonne connaissance du corps humain, l'art d'utiliser ses mains pour remède, un solide don de persuasion et une volonté inébranlable de soutenir son patient, de l'accompagner jusqu'à ce qu'il comprenne qu'il a, comme tout un chacun, le droit à la santé et le devoir de l'entretenir.

Car le défi n'est pas de guérir une colite, un mal de dos, une sinusite qui n'en finit pas ou des migraines. Encore moins de faire fondre une cellulite. Il est d'amener peu à peu chaque patient à jouir pleinement de sa vie retrouvée, sans contrainte, sans peur d'une rechute, en toute liberté. En vingt-huit ans, j'ai mis au point une méthode qui, jusqu'à aujourd'hui, n'a pas connu d'échecs quand elle s'appliquait, justement, à ces troubles fonctionnels devenus les maladies de l'homme urbain moderne.

Alors, tout est simple ?

Non, rien n'est simple. Les patients — nos patients, car les autres thérapeutes manuels, comme moi, subissent ce phénomène — viennent souvent nous voir quand ils ne savent plus à quel praticien se vouer. Ils ont généralement vu quelques médecins, souvent accompli un parcours du combattant de la santé auprès duquel le gymkhana auquel on réserve habituellement cette dénomination ressemble à une promenade... de santé ! Ils ont rencontré des généralistes et des spécialistes, des kinésithérapeutes et des guérisseurs, des acupuncteurs et des naturopathes, sacrifié au passage à quelques thalassos... j'en passe. Ils ont avalé des cocktails de médicaments capables de tuer un cheval, bu des hectolitres de tisanes, subi plus de massages et de manipulations qu'il n'est raisonnable, et parfois, pour faire bonne mesure, une opération. Ils viennent sans confiance par acquit de conscience. Ils ne croient pas en nous, ils ne croient plus en rien. Débuts prometteurs... A l'inverse, certains voient en nous leur dernier espoir, persuadés que là où rien n'a pu les sauver nous pourrons tout et, naturellement, tout de suite. Nous ne sommes ni des gourous ni des incapables, il est pourtant bien difficile au thérapeute manuel que je suis de trouver sa vraie place parmi ceux dont la vocation est de soulager et de guérir.

Il y a quelques années, j'ai été invité à participer à un débat radiophonique sur les maux de dos et les différentes manières de les soigner. Quelques minutes avant d'entrer dans le studio, l'animateur me présente la journaliste responsable du service santé. A peine ai-je le temps de lui dire bonjour, qu'elle me lance :

— Je suis ravie de vous connaître, mais, honnêtement, je dois vous dire que s'il ne s'en était tenu qu'à moi, je ne vous aurais jamais invité !

Devant mon air interloqué, elle ajoute :

— Personnellement, je n'accepte jamais de faire passer à l'antenne des gens qui ne sont pas médecins.

Je me souviens de cette émission, car c'était une des premières à faire le point sur les douleurs du dos qui, par la suite, allaient faire la une de tous les journaux.

Questions en rafale, standard submergé, la détresse des auditeurs et surtout l'ampleur du mal nous sautaient aux oreilles sinon aux yeux, et les organisateurs du débat eux-mêmes avaient du mal à y croire.

A la fin de l'émission, je m'approchai de la journaliste :

— Alors, vous pensez toujours que les gens comme moi ne peuvent rien pour ceux qui souffrent ?

— Je n'ai jamais dit cela. Moi aussi j'ai mal au dos. J'ai même acheté votre livre, j'ai suivi certains de vos conseils et ils m'ont fait beaucoup de bien. Il n'empêche... Vous n'êtes pas médecin, vous usurpez leur pouvoir, c'est inadmissible.

Je restai stupéfait, et plus encore blessé, indigné. Pourquoi la vraie question : « Comment trouver, pour chaque patient, le meilleur thérapeute et les meilleurs soins ? » était-elle toujours occultée par ce faux débat entre ceux qui savent tout et ceux qui ne savent rien, les médecins tout-puissants et les thérapeutes charlatans, les professionnels et les prétendus amateurs, les résultats obtenus par ces derniers ne pouvant être le fruit que d'un malencontreux hasard ? L'ostéopathie est sanctionnée par un diplôme, et si mes nombreuses années d'études, en France et en Angleterre, ne sont pas d'orthodoxes études de médecine, j'admets pourtant difficilement qu'on les raye d'un trait de plume.

La révolte des cartésiens

Cette anecdote est révélatrice d'un trait de caractère bien français : le cartésianisme. Pour les esprits rationnels, les médecins peuvent et savent soigner, les autres, tous les autres, ne peuvent être que des charlatans auxquels ils ne peuvent imaginer de se livrer, sauf à tomber dans l'obscurantisme — ce qui est, évidemment, le pire pour un défenseur de la logique à tout prix.

Il y a 3 000 ans, les Japonais soignaient avec leurs mains, les Chinois avec l'acupuncture. Ils avaient identifié les plexus et les méridiens, trouvé à quel système, organe ou glande correspondait tel ou tel point du corps, appris à soulager bien des maux sans avoir recours à quelque substance chimique puisqu'elles n'existaient pas. Mais les rationalistes, qui sont des sceptiques, rejettent en bloc, et par principe, l'homéopathie, l'ostéopathie, l'acupuncture, la naturopathie, et toutes les thérapies si elles ne sont pas pratiquées par des médecins dûment diplômés par la Faculté. En deux cents ans à peine, la médecine s'est arrogé le savoir et le droit de guérir. Le reste n'est que sottises, troubles psychosomatiques et effet placebo.

Cette obsession de la logique interdit à de nombreux patients de profiter des thérapies manuelles. Ils préfèrent souffrir mille morts plutôt que de faire appel à elles, ou si, à bout de ressources ou pressés par un proche, ils y viennent, ils refusent de se laisser convaincre : ils critiquent, s'inquiètent, hésitent, se sentent coupables et, finalement, abandonnent.

L'autre frein majeur à la reconnaissance ou à l'acceptation des thérapies manuelles par les patients est à la fois plus profond et moins conscient : c'est la difficulté qu'ont les fils et les filles d'un pays de tradition catholique à accepter qu'on les touche. Religion et sensualité, on le sait, ne vont pas ensemble, or le toucher est un acte sensuel. Le massage procure un plaisir physique, ce qui ne veut pas dire érotique, mais l'éducation a toujours refusé de faire le partage. Ne croyons pas, d'ailleurs, que seuls les pays latins et catholiques subissent cette pression : les pays protestants et anglo-saxons sont peut-être pires, la « loi » n'étant pas corrigée par une quelconque chaleur méditerranéenne. Ainsi, les individus les plus libérés ont-ils parfois des pudeurs insoupçonnées qui les empêchent de se livrer nus aux mains d'un thérapeute.

Hommes et femmes

Si la différence sociale entre les hommes et les femmes s'est pratiquement estompée, ils font pourtant, à mes yeux, des patients bien différents.

Pressé, sûr de lui, acceptant mal d'être diminué par la souffrance, l'homme déteste les médecins et plus encore les thérapeutes. Ces moments hors du temps lui paraissent longs, volés à des journées bien remplies où chaque acte doit être efficace. Les hommes viennent pour obtenir des résultats et n'expriment qu'un souhait : que tout cela dure le moins longtemps possible. A ce titre, ils acceptent les conseils, se montrent souvent coopératifs et disciplinés, en un mot ce sont de « bons » patients.

Les femmes sont plus complexes. Si l'homme est attentif au moindre petit bobo, elles sont plus insouciantes, attendent, se disent que « ça va passer » et arrivent souvent en plus mauvais état que leurs compagnons. Plus entières, elles se jettent à corps perdu dans la thérapie, adorent leur thérapeute et le portent aux nues, mais sont capables aussi, du jour au lendemain, de tout arrêter pour changer de méthode, adorer quelqu'un d'autre. Elles croient au miracle et l'attendent chaque fois, ajoutant à ce moindre intérêt pour leur santé une vraie naïveté pour tout ce qui touche à l'esthétique. Pour être plus belles, elles sont prêtes à tout, foncent sans comprendre, subissent, sans garantie, des « traitements » dont nous constatons, trop tard, les séquelles. Les femmes doivent être soutenues, convaincues, confortées : souvent, elles ne s'écoutent pas, elles cherchent le reflet d'elles-mêmes dans le regard des autres.

Patients, soyez vigilants

Lorsqu'on souffre, on appelle le médecin. Réflexe conditionné et somme toute normal : la médecine diagnostique, soigne, guérit, c'est sa gloire. Elle a vaincu la plupart des maladies et vaincra les autres, nul n'en doute. J'ai bien dit : maladies. Quand on souffre d'un trouble fonctionnel, est-on à proprement parler malade ? Pas forcément. On est dans cet état étrange qui n'est plus tout à fait la santé mais pas encore la pathologie, on a mal, mais les organes sont sains, les analyses correctes, les radios silencieuses.

On voit un, deux, dix médecins, dont chacun nous soigne à sa manière. On subit vingt, cinquante, cent séances de rééducation, sans scrupule : elles sont remboursées par la Sécurité sociale. On souffre encore, mais on continue. Certains de mes patients ont supporté, pendant des années, des traitements divers, à peine étonnés de n'en obtenir aucun résultat, ou alors éphémère. J'aimerais leur dire : « Patients, soyez vigilants, et plus exigeants ; si, en quelques semaines, une thérapeutique, quelle qu'elle soit, ne vous guérit pas, soyez sûr que ce n'est pas la bonne. »

Je devrais dire aussi : « Médecins, réfléchissez ! » Quand le patient qui vient vous consulter présente des symptômes qu'on ne peut rattacher à une maladie organique précise, à laquelle correspond un traitement codifié, quand ses douleurs ou son mal de vivre ne cèdent à aucun des traitements qu'en toute conscience vous lui prescrivez, demandez-vous pourquoi ? On guérit aujourd'hui la majorité des cancers, on fabrique des bébés dans des éprouvettes, comment imaginer que des symptômes aussi banals résistent à la pharmacopée ? C'est peut-être — sûrement — qu'ils sont d'un autre ordre, différents. Ils sont des signaux, souvent détournés, d'une inadaptation. Et votre impuissance à les guérir est peut-être le signe de l'incapacité de la médecine actuelle à résoudre ces troubles à mi-chemin entre le corps et l'âme. Il y a parfois de la grandeur à admettre qu'on ne sait pas tout.

Ce que je dis pour vous, médecins, vaut aussi pour nous, thérapeutes, auxquels on ne saurait jamais trop répéter : « Soyez honnêtes ».

Nous devons, nous aussi, connaître nos limites et sans cesse veiller à ne pas les dépasser. Nos compétences s'arrêtent aux maladies organiques, quelles qu'elles soient. Au moindre doute, à la plus petite suspicion, nous devons orienter notre patient vers le médecin, généraliste ou spécialiste, le plus compétent. Si les analyses sont bonnes, si le médecin consulté ne détecte aucun trouble organique, alors nous sommes bien dans une pathologie fonctionnelle et, quoi que puissent en penser les irréductibles défenseurs de la stricte orthodoxie médicale, dans le réel domaine de compétence des thérapies manuelles.

Ces troubles que guérissent les thérapies manuelles

Que peuvent-elles donc, ces thérapies ? Elles peuvent, avec leurs armes toutes simples qui sont une approche sensible du corps humain, avec le don, inné puis travaillé, de la main, avec la volonté de convaincre, guérir les maux de dos et les maux de ventre, les ballonnements, les colites, les constipations... Elles peuvent faire dormir les insomniaques et détendre les stressés, abaisser un taux de cholestérol et remonter les énergies, défatiguer les surmenés, dynamiser les épuisés, faire fondre la cellulite et revivre les muscles... Elles peuvent beaucoup si elles sont bien pratiquées. Et si les patients qui font appel à elles sont prêts à investir un petit peu de temps, de patience et de volonté pour retrouver ce bien inaliénable : une belle et bonne santé.

Le thérapeute manuel, rassurez-vous, possède généralement de solides notions d'anatomie, de pathologie, de traumatologie — il faut trois ans pour faire un kinésithérapeute, plus quatre pour faire un ostéopathe. Il apprend à lire dans les corps, les tensions, les spasmes, les duretés qui affleurent sous la peau. Il perçoit la souffrance de l'organe ou de la glande. Il sent un muscle noué, une boule graisseuse inopinée, un léger œdème. Il sait localiser les plexus qui commandent telle ou telle fonction. Il peut, en douceur, rééquilibrer les systèmes sympathique et parasympathique, détendre le système nerveux, rétablir les circuits interrompus des énergies. Naturellement : ses seuls instruments sont ses mains nues.

Un bon thérapeute manuel doit posséder un don, celui de guérir avec ses mains. Un don existe en dehors des normes, ne s'apprend pas, et il faut le reconnaître comme tel. Il est des mains qui apaisent, calment, et d'autres sans pouvoir. Des mains chaudes, puissantes, des mains « qui parlent », d'autres froides, molles, sans intelligence.

Les mains d'un thérapeute doivent deviner ce qu'elles ne voient pas, imaginer ce qu'on leur cache, éviter les pièges des douleurs et des traumatismes apparents pour retrouver leur cause enfouie dans le souvenir du corps.

Mais le thérapeute qui possède ce don ne doit pas se prendre pour un guérisseur. Le don ne suffit pas. Il faut apprendre et travailler sans cesse, accroître ses connaissances et développer ses possibilités, qui sont nombreuses : de la simple imposition des mains immobiles, transmettant, par contact, chaleur et énergie, au pincé roulé, en passant par la gamme complète des touchers, des pressions, des palpations, des pétrissages, des effleurages, des caresses même... Les mains n'ont qu'un but : soulager et guérir.

La médecine prescrit, le thérapeute conseille

La médecine s'intéresse à la maladie, la thérapie manuelle œuvre pour le bien-être et l'harmonie. Cette différence d'objectif explique la diversité de leurs mécanismes et de leurs effets.

La médecine soigne des maladies. C'est son rôle. Entre malade et médecin, le dialogue s'instaure et se déroule autour du mal. Lorsque celui-ci est vaincu, le dialogue s'achève.

La thérapie manuelle recherche le bien-être, l'équilibre, la forme. Entre le thérapeute manuel et son patient, le dialogue tourne autour du bien.

Pour soigner, la médecine a des protocoles. Parce qu'elle sait, elle impose, elle prescrit, elle est normative.

Le thérapeute manuel n'a pas de médicament ni de traitement à prescrire. Il a une méthode à conseiller, jamais à imposer. Il écoute, il convainc, il s'adapte à celui ou à celle qu'il a devant lui.

Pour guérir, la médecine doit attaquer le mal. Elle doit frapper vite, frapper fort, frapper juste. L'essentiel est de vaincre, sinon le pronostic pourrait être fâcheux, elle lutte contre la mort. En utilisant, à juste titre, l'arsenal chimique mis par la science à sa disposition, elle vise la cible. Cependant, il arrive que d'autres parties du corps soient atteintes. Ainsi la chimiothérapie, qui détruit les cancers, a-t-elle des conséquences secondaires qu'à leur tour il faudra savoir éliminer. Dans des cas moins lourds, les antibiotiques détruisent la flore intestinale et fatiguent l'organisme. Pour sortir de sa maladie, le patient mobilise ses forces, les médicaments et leur difficile assimilation lui pompent de l'énergie, une opération l'épuise.

La thérapie manuelle, qui ne saurait, répétons-le, soigner une angine ou un cancer, reconstruit l'équilibre, renforce l'organisme. D'un côté, elle prévient et soulage, de l'autre, elle aide le corps à retrouver ses défenses et, par là, la santé.

On voit bien qu'entre médecins et thérapeutes, la guerre n'a pas de sens. Ils se complètent et devraient s'épauler.

Car il est autre chose qu'apporte la thérapie manuelle : la conscience de son corps, de son importance, de la nécessité qu'il y a à l'aimer, à le respecter et à le protéger. En ce sens, elle est la meilleure alliée d'une médecine qui sait guérir mais ne peut prendre en charge l'avant — la prévention — ni, surtout, l'après-maladie.

Il faut s'adapter aussi à la santé

Sophie

Elle est commerçante en province et, comme tant d'autres, on lui a découvert un cancer du sein à quarante-six ans. Opération, chimiothérapie (six mois), radiothérapie (trois mois), son chirurgien l'a trouvée guérie — soulagement, remerciements, au revoir, madame. Peu de temps après, elle a ressenti d'atroces douleurs au dos, et elle a eu peur, persuadée qu'on lui avait menti, que son cas était grave, peut-être désespéré. On l'a rassurée : ses maux étaient désagréables mais bénins, il s'agissait probablement d'une mauvaise réaction aux rayons. On lui a prescrit des séances de kinésithérapie deux fois par semaine. Au bout de cent séances, Sophie n'allait pas mieux et avait grossi, en quelques mois, de vingt kilos. Depuis son opération, elle prenait des antidépresseurs quatre fois par jour, pour « se calmer » et dormir.

Elle travaillait à nouveau et, peu à peu, y reprenait goût. Au début, tout lui semblait un monde : les longues stations debout à la boutique, la maison où la vie reprenait ses droits et mari et enfants leurs exigences. Elle en avait parlé à son chirurgien qui, depuis son opération, la suivait. « Attention, lui avait-il dit, si vous forcez, si vous continuez, vous risquez un problème, une rechute. » Mais comment faire ? Renoncer à vivre normalement et à travailler était pire pour elle que la maladie. Elle avait besoin d'une aide qu'une médecine de pointe ne peut pas donner.

Quand son mari, que j'avais soigné quelques années plus tôt, l'a amenée à Paris pour me voir, Sophie était fatiguée, dépressive. Elle s'était mise à dormir beaucoup. Il semblait que plus rien ne pouvait l'intéresser, elle lâchait prise. Je l'ai soignée doucement. Elle ne serait peut-être pas revenue sans son mari. Au bout de la huitième séance, elle est repartie à pied de chez moi à la gare Saint-Lazare, ce qui fait quand même quatre ou cinq kilomètres.

Peu à peu, ses douleurs du dos ont disparu. Elle a été alors en état de m'écouter, de s'organiser des moments de détente, de faire attention à ce qu'elle mangeait, de s'offrir des plaisirs qui embellissent la vie. Elle avait supprimé ses somnifères et diminué les doses d'antidépresseurs. En trois mois, elle avait perdu dix kilos.

Sans la médecine, Sophie serait morte. Sans la thérapie manuelle, elle serait retombée malade ou aurait mené une vie diminuée par les douleurs, le stress, l'épuisement.

Lorsqu'on a été malade, gravement ou pas, on doit se réadapter, doucement, à l'état de santé. Cette transition, ce réapprentissage sont indispensables si la maladie était grave et le traitement lourd. Ils sont aussi nécessaires quand les maux sont moins profonds mais qu'ils ont duré longtemps.

Quand on a souffert pendant des années, on n'est plus tout à fait le même. On a des réflexes de défense et de peur, on s'économise, on se brime : et si la douleur allait revenir ? Souvent, l'entourage en rajoute : « Fais attention », « Ton dos ! », « Ton régime ! ». Seuls votre instinct, votre goût de la vie, vos désirs vous guideront à coup sûr. Après une maladie, on doit se consolider, réapprendre à vivre sans contrainte, sans que chaque acte, anodin pour d'autres, prenne soudain une allure de pari risqué aux conséquences incertaines mais incalculables.

Une vie saine, une alimentation équilibrée, le goût du plaisir retrouvé et une méthode facile pour éviter les rechutes... la thérapie manuelle vous offre les armes qui vous rendront la vie. Il serait dommage de ne pas en profiter.

Ma méthode pour vivre en pleine santé

L'organisme a ses raisons, sa vie et ses réactions propres, et si on peut l'aider, l'accompagner, le solliciter, on ne peut le forcer.

Certains médecins ont longuement réfléchi aux raisons pour lesquelles on tombe malade ou l'on guérit, on va bien ou mal, un état s'aggrave ou s'améliore. Ils en ont tiré non des thérapeutiques mais une philosophie. La santé est l'état habituel de tout individu normalement constitué, et l'on pense aujourd'hui que s'il tombe malade, c'est que pour une part, mince peut-être mais réelle, son corps a accepté la maladie, renoncé à lutter, abandonné. La difficulté, plus que de trouver la bonne méthode ou le médicament le plus efficace, va être de pousser l'organisme à se battre de nouveau, à revenir de lui-même vers l'état de santé. Imaginez un lourd balancier, son poids même l'amène à rester immobile, vertical, et là serait l'état de santé. Si, quelle qu'en soit la cause, il se met en mouvement, il faudra une force incroyable pour l'arrêter dans sa course et, plus encore, pour le faire repartir vers son point d'équilibre.

Mon rôle est d'arrêter le balancier lorsqu'il part vers le trouble fonctionnel, de le stopper avant qu'il n'atteigne le stade des maladies. Ma méthode, mise au point durant mes nombreuses années de pratique, n'a qu'un but : aider mes patients à revenir à l'état de santé pendant les trois semaines de la cure d'attaque, puis les stabiliser pendant la phase d'adaptation. Lorsqu'ils auront recouvré leur santé, quand leur balancier interne sera revenu à son point d'harmonie, il en faudra beaucoup pour qu'ils rechutent. Ils auront appris à vivre sans crainte de perdre le plaisir retrouvé du bien-être.

J'ai longuement exposé cette méthode dans *Les Chemins du bien-être* (Éditions Fixot, 1990), je n'y reviendrai pas. Elle repose sur un principe fondamental : si la colonne vertébrale est notre arbre de vie, le ventre en est le centre, par lequel passent non seulement notre alimentation, mais aussi nos émotions, nos stress, nos angoisses et surtout notre énergie. Ainsi ne peut-on soigner l'envers sans l'endroit. A la jouer à pile ou face, on perd à coup sûr sa santé.

Cette méthode est simple, mais elle exige de rétablir dans leur intégrité trois fonctions essentielles.

La respiration et la relaxation

Respirer c'est oxygéner son cerveau autant que ses cellules, insuffler, au sens propre, la vie dans son corps. On l'oublie trop souvent. Se relaxer, c'est lutter contre le stress, qui est notre pire ennemi, le responsable de la grande majorité des maladies actuelles.

L'assimilation et l'élimination

Si nous mangeons mal, nous nous intoxiquons et créons le terrain sur lequel fleurira la kyrielle des troubles fonctionnels.

L'endurance

Le mouvement nous est naturel : l'immobilité, sommeil éveillé des corps sédentaires, est une sorte de mort.

Encore faut-il que l'activité physique soit pratiquée en endurance et non en résistance, c'est-à-dire sans forcer, à son rythme, en accroissant son effort sans jamais en ressentir d'effet secondaire négatif (courbatures, essoufflements, etc.).

Cette méthode, je l'ai mise au point tout au long de mes années de pratique. Elle ne garde que l'essentiel, s'appuyant sur une remise en état naturelle des fonctions principales de l'organisme humain, celles dont dépend l'équilibre de nos grands systèmes. Il faut comprendre que notre santé se construit comme une maison. Si les fondations ne sont pas solides, si un des étages inférieurs vacille, l'ensemble s'écroulera.

Oxygénation, assimilation, équilibre nerveux sont les piliers de notre bonne santé. Qu'une seule de ces fonctions se trouve en état de dysfonctionnement et les réactions en chaîne seront telles que nos autres systèmes en souffriront à leur tour. Aussi les maintenir en bonne santé est-il le fondement de ma méthode. Sans cette indispensable consolidation, il est impossible de trouver une quelconque harmonie.

La nature humaine étant à la fois bien faite et solide, agir est toujours possible et la guérison est certaine. En quelques mois, des années d'erreurs peuvent être effacées, sans médicament et sans traitement difficile, sans que votre vie change, sinon par quelques efforts que je vous demanderai pour avoir une meilleure hygiène de vie et mieux vous alimenter.

C'est beaucoup plus difficile à croire qu'à faire et le plus compliqué pour moi est d'emporter l'adhésion de mes patients à une technique qu'ils considèrent souvent comme simpliste, presque enfantine. Si, au début, vous avez besoin d'une aide, un bon thérapeute manuel saura vous l'apporter. Ses massages et ses conseils seront le catalyseur de votre bonne volonté. Faites appel à lui si vous en ressentez le besoin : l'essentiel est d'arriver à ce point où vous vous sentirez de nouveau assez bien pour prendre en charge votre destin.

De la thérapie à la « psychothérapie manuelle »

Apprendre à respirer, manger et bouger est à la portée de tout un chacun : il suffit d'y mettre un peu de bonne volonté, et, en deux à trois mois, on se retrouve neuf, ou presque. Mais nos maux ne sont pas seulement physiques.

J'ai dit parfois que je me sentais autant psychothérapeute que thérapeute manuel, et ces paroles ont été souvent mal interprétées. On m'a accusé de vouloir me substituer aux psychiatres après avoir tenté de chasser sur les terres des médecins ; loin de moi cette idée. J'en suis seulement arrivé très vite à un constat tout à fait essentiel : pas plus que la personne humaine, plaisir et bonheur ne se partagent. Si on est malheureux, la santé chancelle. Si on se porte mal, le moral vacille. Je ne pourrais guérir les corps de mes patients sans guérir aussi leur esprit. Mais, comme pour les maladies organiques, je ne saurais guérir les pathologies mentales, même légères ; je parle ici de ce que, généralement, on appelle les « problèmes ». Qui n'en a pas ? Et qui peut se vanter de savoir les résoudre ?

Problèmes de cœur ou de travail, problèmes sexuels ou relationnels, problèmes de couple ou problèmes d'enfants, problèmes de temps ou problèmes d'argent, les « problèmes » s'accumulent, encombrent nos vies, détruisent notre métabolisme. Nos maux physiques sont souvent leur reflet, une façon de dire non, d'exprimer un ras-le-bol, comme un enfant a soudain de la fièvre avant un examen qu'il a mal révisé.

Pour tordre le cou une bonne fois aux idées reçues,

j'ajouterai que tout n'est pas psychosomatique. Si je sais, pour en avoir eu mille fois la preuve, que la tête et le corps marchent ensemble, je sais aussi que l'une et l'autre peuvent avoir un mode d'expression propre. Au don de la main doit donc s'ajouter un vraie volonté d'écouter objectivement les confidences de nos patients, et l'humilité de chercher à comprendre sans jamais croire aux évidences ni faire trop appel à notre seule mémoire. L'histoire intime de chaque patient est différente, sa façon de la vivre est unique, aucun cas n'est exactement le même que celui que, pourtant, il nous rappelle.

Détendu, sur une table de massage, le patient abandonne ses défenses. Il parle, il se livre et se délivre des chagrins, des soucis, des difficultés qui ont contribué à créer ses souffrances. Si le thérapeute sait entendre et si le patient sait écouter, ils reconstruiront ensemble l'harmonie, sans laquelle le mot santé n'a plus de sens, entre corps et esprit. Il nous faut réconcilier les corps et les esprits pour offrir à nos patients non pas une forme éphémère mais la vie et l'envie d'en profiter sans remords ni scrupule.

Thérapie et analyse

Il peut paraître aberrant, antinomique, illogique, paradoxal, voire imbécile de parler de psychothérapie manuelle. Longtemps, psychiatres et analystes ont rejeté comme inadmissible le moindre lien entre l'une et l'autre, même le dialogue paraissait impossible. Aujourd'hui, sans que les choses aient encore vraiment évolué, des ponts sont jetés.

D'une pratique sectaire, d'autant plus sans doute qu'elle fut fort longtemps décriée, les « psy » en sont venus à une vision plus ouverte, je dirais plus œcuménique, de leurs patients. Comme les cancérologues ont peu à peu admis l'importance capitale de l'alimentation pour le devenir de leurs malades, les « psy » ont compris que les douleurs physiques et les maux du corps ont une incidence sur le moral, autant dire sur l'esprit. J'ai souvent orienté un patient vers un psychiatre ou un psychanalyste quand je pensais qu'il y trouverait un soutien salvateur. L'inverse fut longtemps inimaginable : les médecins de l'esprit négligeaient le corps qui, pour eux, ne comptait tout simplement pas. Il arrive aujourd'hui qu'un analyste m'adresse un de ses patients ou, au moins, ne lui interdise pas de continuer une thérapie en cours alors qu'il le soigne, lui aussi, autrement. Je sais que cette collaboration deviendra, à son heure, pleine et entière : elle va dans le sens de l'histoire.

En attendant, je souhaite apporter un témoignage sur ce thème. L'une de mes patientes est analyste. Elle a souffert dans son corps, beaucoup. Mieux que moi, elle sait dire pourquoi on doit travailler à guérir ensemble le corps et le cœur. Je lui cède la parole.

« A douze ans, l'âge pubertaire, un mal au bas du dos, sur fond d'éducation des filles, a brisé mes élans et ce dynamisme souple des enfants. Le médecin consulté a pensé qu'un peu trop cambrée je me redresserais avec le temps, que cette douleur irradiante jusqu'au ventre était due à un flirt ovaro-appendiculaire et qu'il serait bon de surveiller ledit appendice.

A quarante-huit ans, j'avais pris l'habitude des blocages au sacrum et des élancements sciatiques, auxquels s'ajoutèrent d'autres douleurs dorsales après une chute dans un escalier, la naissance de mon premier enfant, une autre chute de cheval et une fracture vertébrale. Ajoutons une contracture tenace attrapée sur une machine de musculation (!) et l'on comprendra pourquoi je restais parfois bloquée dans mon fauteuil d'analyste. L'intervention chirurgicale conseillée pour supprimer ces douleurs ne m'inspirait rien de bon.

Quand ma fille aînée m'offrit le livre de Pierre Pallardy intitulé Les Chemins du bien-être, *je le lus avec plaisir et un certain scepticisme : mes douleurs étaient trop anciennes et j'avais pris l'habitude de sentir clignoter mon dos à la moindre fatigue — j'avais un dos douloureux, comme on peut avoir les yeux bleus ou les cheveux secs. Je pris pourtant rendez-vous.*

De face, Pierre Pallardy voit une femme tonique et en bonne santé. De dos, il n'a même pas besoin que je lui raconte. " Oh ! la la !, dit-il en repérant les points douloureux. De quand ça date ? " J'ose à peine avouer.

Il m'apprend à respirer et découvre une colopathie à laquelle je n'avais pas donné son nom. Et pourtant oui, ça me gêne, et dans les silences du travail analytique, mon intestin se mêle à la conversation par de désagréables borborygmes.

Après ce premier rendez-vous, je me suis mise à respirer comme un poisson dans l'eau.

Au troisième rendez-vous, je n'éprouvais plus rien de cette colopathie que j'avais sans doute voulu ignorer. Mais dieu que c'est agréable de sentir son ventre souple, ferme et silencieux !

Pourquoi des trucs aussi simples semblaient-ils marcher alors que les visites médicales passées — radiographies, anti-inflammatoires et propositions chirurgicales — n'avaient eu aucun résultat ? J'ai cherché à comprendre.

Du bout des doigts, de la paume de ses mains, de son regard attentif, Pierre Pallardy repère les douleurs, les dysfonctionnements des organes profonds. Il sait en retrouver l'histoire, c'est-à-dire l'ensemble des petits dysfonctionnements et des chocs qui se sont cristallisés en symptômes. Il ne s'approprie pas le symptôme pour le réduire et le vaincre — ce qui conduit généralement à réduire le malade lui-même à l'état désolant de champ de bataille — il le respecte, en retrouve les nœuds, les acheminements. Et chemin faisant, au fil des rendez-vous, les symptômes cèdent en cascade, libérant une énergie précédemment mobilisée pour supporter des douleurs inopportunes.

Je ne vous ferai pas de confidences sur mon histoire, mais je peux dire que mes douleurs dorsales avaient pris valeur de scories du discours, représentaient à la fois ce que l'analyse n'avait su résoudre, et ce que je devais garder de douleur à vivre, comme on supporte une dette. Je la supportais aussi légèrement que possible, elle était en quelque sorte liée au fait d'être une femme ; je la vivais donc avec l'élégance que l'on attend d'une femme.

Je comprends parfaitement qu'une douleur ait un sens auquel on n'a pas toujours la possibilité de renoncer, et que le fait qu'un médecin, un thérapeute, ou tout autre praticien de la santé, revendique le droit de vous en débarrasser manu militari complique encore les choses.

C'est peut-être à ce point que je comprends la nature de l'autre secret des thérapies manuelles. Pas de maîtrise du patient de la part du clinicien, il fait plutôt alliance avec son malade, et le soin qu'il dispense est de l'ordre du don. Il offre de l'énergie à l'autre par l'intermédiaire de ses mains, de sa technique, dans un accompagnement relationnel qui lui permet de ne pas assener la guérison à quelqu'un qui ne saurait encore la recevoir.

Ce faisant, il donne ce qu'il n'a pas reçu. Cela signifie qu'il crée, comme l'artiste, à partir du manque, une œuvre de vie. Il restaure la vie des corps noués, endoloris, avec la participation active du patient qui n'est plus seulement objet de soins, mais acteur de son droit au plaisir de vivre. Il donne à son patient la force de renoncer à la douleur.

Beaucoup de patients refusent, ou ne savent pas, se prêter à ce don. Ils viennent marchander leur santé chez le médecin ou le thérapeute, convaincus d'être des ayants droit que la société et la Sécurité sociale doivent prendre en charge. Ils acquièrent ainsi le sentiment d'entrer en religion et sont prêts à se dévouer corps et âme pour y gagner leur vie.

En tant que cliente, j'ai plaisir à écrire ma reconnaissance. En tant que psychanalyste, je suis sensible à cette démarche qui me paraît tout à fait cohérente avec l'éthique freudienne pour laquelle il est important d'être à l'écoute de son corps. Surtout s'il s'agit de vieilles douleurs que l'on aimerait oublier ! C'est tellement plus agréable lorsqu'elles ne se rappellent plus à vous, sournoisement, dans le dos. »

Claudie Massaloux, docteur en psychopathologie clinique, psychanalyste.

Le nouveau péché originel

Se sentir, parfois, psychothérapeute, s'intéresser au bien-être moral autant que physique de ses patients ne signifie pas s'arroger le droit de soigner des névroses, de guérir les phobies, de traiter les dépressions. Ce que nous entendons, ce que nous tentons de soigner, ce sont les multiples formes du mal de vivre. Les syndromes de l'inadaptation de l'homme à la société qu'il a lui-même créée. Nous soulageons les victimes des difficultés de la vie actuelle, et il n'en manque pas. Il existe en effet tant de raisons de stress et de déprime qu'il est inutile même de songer à en faire la liste. Chacun, au fond, sait bien où le bât le blesse, ce qui ne va pas, pourquoi si souvent il souffre et se ronge.

Il existe pourtant un tronc commun, si j'ose dire, du mal de vivre. Un péché sinon originel, du moins généralisé, que nous supportons à des degrés divers, mais dont aucun d'entre nous n'est totalement absous : la culpabilité. Il n'y a pas de méthode, de truc ni de recette pour vaincre ses propres culpabilités. Il n'y a pas non plus de médicament. Mais nous ne pourrons jamais jouir des plaisirs de la vie si nous ne décidons pas de regarder en face ce qui nous traumatise, de trancher, de décider de qui ou de quoi nous sommes responsables, et envers qui ou en quoi nous sommes coupables, si nous le sommes. Instant de réflexion, de tri, pour mieux s'assumer.

Ceux qui le font se sentent libérés : on vit mieux quand on accepte de se voir tel que l'on est. Ensuite, il suffit de vivre en écoutant au fond de soi l'instinct vital qui nous pousse à rejeter le pire pour garder le meilleur.

Sur le chemin du plaisir

Pour vous conduire au plaisir, le chemin passait donc par la reconstruction de votre santé. Il passe aussi par l'allégement du poids qui pèse sur vos épaules, qui que vous soyez, où que vous soyez. Alléger n'est pas supprimer : personne sans doute n'est assez libre — ou assez seul — pour ne se sentir ni coupable ni responsable de rien. L'aide que l'on pourra vous apporter sur ce point sera de vous écouter objectivement, et de vous amener peu à peu à choisir et à assumer vos devoirs et vos échecs. A vivre avec. Car là est la sagesse : accepter ce que l'on ne peut éviter, mais n'y consacrer que l'énergie nécessaire.

Ensuite commencera votre vraie réconciliation avec la vie. Ayant retrouvé la santé et trouvé une harmonie, vous aurez la force nécessaire pour vouloir être heureux. On croit souvent que bonheur et plaisir sont un don du ciel, c'est faux. On ne les gagne pas, ils ne sont pas innés, il faut les vouloir et les conquérir. Pas de haute lutte, vous verrez que pour le résultat, la peine est minime. Il n'y faut qu'un peu de volonté et de désir pour vivre heureux avec son alimentation, son corps et sa sexualité. Essayez, vous verrez, cela en vaut la peine. Car manger, bouger, aimer sont les trois piliers de notre existence. Et les trois clefs de l'art de vivre d'aujourd'hui.

Vous n'êtes pas coupable

Les confidences de mes patients m'ont persuadé que l'une des pires maladies de notre époque est bien la culpabilité. Nous sommes — ou nous nous sentons — tous coupables de quelque chose.

D'en faire trop, ou pas assez, d'aimer trop, d'aimer mal, de vouloir sans pouvoir, ou de faire sans désir, d'être riche ou d'être pauvre, alcoolique ou tabagique...

La liste est sans fin.

On peut, à juste titre, se demander comment, dans un pays où la religion ne tient plus guère de place, la grande majorité de la population supporte encore le poids du manichéisme judéo-chrétien, alors même qu'elle clame en avoir secoué le joug...

Tradition, quand tu nous tiens.

Le problème vient de ce que la culpabilité est un stress important dont je constate jour après jour les dégâts. Elle nous gâche la vie, nous met en état d'infériorité, nous déstabilise. Elle provoque en nous des décharges aberrantes d'hormones, perturbe notre métabolisme et irrite notre système nerveux. Elle nous fait douter de nos convictions et annihile notre confiance en nous...

Bref, c'est un poison, moral et physique, qui, insidieusement, décolore en grisaille nos jours, nos nuits et notre humeur. Et induit dans son sillage une somme incroyable de troubles de tous ordres.

Je sais qu'il est à la mode d'afficher un certain je-m'en-foutisme et de dire que *Après moi, le déluge* est le slogan préféré de la bof génération.

Mais derrière les oripeaux de la mode et les discours de l'intelligentsia, bien peu de gens aujourd'hui peuvent se targuer de vivre sans aucun de ces boulets du cœur et de l'âme que sont les mille culpabilités que nous développons à tout propos.

Le hit-parade des culpabilités

Deux très sérieux psychiatres américains, les docteurs Holmes et Roche, ont établi un hit-parade des stress auxquels sont le plus fréquemment soumis nos contemporains. Apparemment, personne n'a établi le même pour les culpabilités de toutes sortes, qui sont pourtant autant de stress, d'autant plus dangereux qu'ils sont durables, voire chroniques.

Je n'ai pas la prétention d'avoir mis au point une échelle scientifique des culpabilités les plus courantes et je ne saurais les classer à coup sûr de 1 à 20. Mais je sais qu'elles sont multiples, pesantes, et peut-être quelques images vous montreront-elles mieux que des tableaux statistiques à quel point elles nous écrasent sans que nous mesurions généralement leur incidence sur notre santé et nos comportements.

Les quelques rapides portraits suivants n'ont d'autre prétention que de vous rappeler quelques situations que sans doute vous connaissez. Certains de vos proches ont vécu l'une ou l'autre. Mais vous-même, êtes-vous si sûr qu'aucune ne vous concerne ?

Vies de femmes

Les femmes sont coupables, les femmes surtout. De trop travailler ou de rester chez elles, de couver leurs enfants, à moins que ce ne soit de ne pas s'en occuper, de tromper leur mari ou de l'étouffer, d'être intelligentes ou de paraître idiotes, de se comporter en mecs ou d'être des femmes-objets, de trop s'occuper d'elles ou de se laisser aller, j'en passe, elles ont tort, quasi congénitalement. Vaillamment, elles assument en se rongeant les sangs et en se fabriquant des migraines, des colites, des maux de dos ou des cancers du sein qui, vers la quarantaine, les prennent par surprise.

Caroline

Elle s'est mariée très jeune. Des parents divorcés, une mère intellectuelle, brillante, à laquelle elle s'opposait de peur d'avoir à l'égaler. Elle a choisi un garçon gentil, chômeur et bon pianiste qui lui a fait un enfant très vite. Elle s'est ennuyée, elle a travaillé, de plus en plus. Clément poussait, boulet charmant au pied de cette fille arriviste et belle qui se cherchait encore.

Elle a divorcé.

Professionnellement, elle avait décollé. Quand elle a rencontré Michel, elle a compris, enfin, ce qu'elle voulait. Il était riche, mal marié, et fou d'elle. Ce fut long mais, bien sûr, elle gagna.

Caroline mène aujourd'hui de front sa carrière, qu'il admire, et les relations mondaines, auxquelles il tient. Elle a remplacé par des vrais les faux bijoux de ses vingt-deux ans. Elle est enceinte, et quand Michel la regarde avec des airs d'amour éperdu, elle contemple Clément. Combien de temps lui a-t-elle consacré au long de ses sept ans de vie ? Elle ne sait pas, elle a choisi. Elle ne regrette pas, mais elle a peur. Et si, plus tard... ? Il y a souvent une ombre derrière son sourire de jeune femme comblée.

Marie-Laure

Ses amis disent de Marie-Laure qu'elle est une mère formidable. Seule, présente, responsable, elle assure. Elle n'est pas de celles qui ramènent, pour un soir, un amant de passage au risque de traumatiser les chères têtes blondes. Elle s'est peut-être anesthésié le cœur entre le boulot et la maison, les extras pour payer les études et les vacances, et les câlins du petit matin, l'intendance et la présence, rare mais tellement chaleureuse !

Le plus jeune est à l'école, l'autre a raté son bac et la troisième se demande encore, à vingt ans, ce qu'elle pourrait bien faire. Marie-Laure ne peut s'empêcher de penser que c'est de sa faute, qu'elle aurait sûrement dû s'y prendre autrement, être au four en même temps qu'au moulin, surveiller leurs devoirs autant que ses dossiers, elle s'en veut et se ronge.

Les enfants disent qu'elle est trop souvent fatiguée.

Si certaines choisissent de se construire une vie à elles, quitte à en payer le prix, d'autres renoncent et deviennent des femmes au foyer. Mot dépassé, situation qui n'est plus à la mode et que beaucoup vivent en s'excusant.

Elles ont honte, compensent et tentent de sublimer un état qu'elles jugent dévalorisant en étant parfaites, trop parfaites.

Marie-France

Elle s'est mariée à dix-huit ans avec un garçon de vingt ans. Il l'aimait, elle était enceinte, leur famille et leur éducation leur interdisaient d'imaginer un avortement. Elle a quitté la fac, il a arrêté ses études et s'est donné un mal de chien pour obtenir une situation correcte. Il a travaillé dur : entre-temps, ils avaient eu trois autres enfants. On le trouvait formidable, leurs amis la trouvaient parfaite, presque trop. Certes, elle ne travaillait pas, mais comment faisait-elle pour veiller à tout en même temps, avoir quatre enfants bien éduqués, bien habillés, bons élèves à l'école et une maison sans poussière qui sentait la tarte aux pommes ?

« C'est normal, elle est increvable », disaient ses sœurs, un peu admiratives et parfaitement agacées.

A quarante ans, Marie-France a commencé à avoir mal au dos. Elle a serré les dents : « Ce n'est rien. » Des angoisses aussi, et des insomnies. « Ne vous inquiétez pas », ont dit les médecins. Elle a commencé, puis arrêté, des traitements — pas le temps, pas l'habitude de s'occuper d'elle-même.

Un jour, elle a craqué. Larmes, dépression : « Ma vie n'est pas une vie, c'est un marathon, je n'y arrive pas, je suis nulle, vidée. »

C'est vrai, elle s'était vidée, littéralement, de son énergie, de sa personnalité, de sa substance. Depuis ses dix-neuf ans, elle se sentait coupable : de s'être mariée enceinte, de ne pas travailler, d'avoir fait trop d'enfants, de ne pas être parfaite, vraiment parfaite, de ne plus lire de livres, elle qui les aimait tant, de ne pas savoir l'anglais pour aider son aîné. Elle avait peur de ne jamais être à la hauteur.

L'amour de son mari et de ses enfants l'aide à se retrouver.

Celles qui, pour leur carrière, renoncent à fonder un foyer, se battent et travaillent comme des folles, ne trouvent pas forcément le bonheur au bout de la réussite. Même si elle remplit votre existence, une carrière n'est souvent qu'une demi-vie qui vous laissera bien seule un beau jour.

Françoise

Elle aime lire, rêver, les vieux bistrots, les copains pas chics et sans histoires qui la prennent telle qu'elle est sans jamais lui demander de comptes. Elle est attachée de presse, porte des vêtements à la mode qui l'obligent à suivre des régimes incessants, dîne dans des restaurants sans âme mais cotés avec des clients auprès desquels elle peaufine son personnage de femme libre et travailleuse.

Françoise adorerait avoir un enfant mais pense que si elle s'arrête maintenant, elle perdra ses budgets et le peu qu'elle a réussi à construire. Alors, elle se dit qu'elle a le temps : aujourd'hui, avec l'amniocentèse, on peut attendre d'avoir trente-cinq ans, et même quarante. Maquillée, pomponnée, rayonnante de neuf heures du matin à minuit, elle se demande parfois, rarement, pourquoi elle n'est pas plus heureuse, elle dont on dit qu'elle a tout pour réussir, pourquoi elle pleure, sans raison, devant des bluettes à la télévision, a mal au dos et éprouve le désastreux sentiment que ses amis, les vrais, l'appellent de moins en moins. Quand elle vient me voir, je lui trouve un dos noué et dur comme celui d'un bûcheron, les nerfs à vif, une maigreur anormale.

Les hommes aussi

Ne croyez pas qu'il soit toujours plus facile d'être un homme aujourd'hui. Longtemps, les mâles ont dominé la société ; ils en étaient les rois, il leur faut désormais être à la hauteur, gagner leur place et asseoir leur autorité, se battre au bureau et conquérir, à la maison, une femme qui parfois gagne autant d'argent qu'eux. Ex-seigneurs de droit divin, les hommes ont appris à leurs dépens à partager les attributs du pouvoir : argent et responsabilités. Ils ont du mal à s'y mettre, me l'avouent quand nous sommes seuls, mais se feraient tuer sur place plutôt que de l'admettre devant leur femme ou leur patron.

Marc

Il est cadre moyen dans un groupe de chimie. Il gagne correctement sa vie et il est très heureux de retrouver le soir, à la maison, Hélène, qu'il a épousée il y a déjà quinze ans, et leurs deux fils. Hélène aimerait qu'il avance plus vite, comme Hervé, son copain, devenu à quarante ans patron d'une division au prix d'un travail incessant. Hervé vient de s'offrir — à crédit — un appartement et une grosse voiture, et si son couple bat de l'aile, ce n'est pas de sa faute et il a au moins, dit Hélène qui l'admire, de belles compensations.

Marc a toujours été de ceux qui préfèrent voir la bouteille à moitié pleine. Il était satisfait de sa vie, de son boulot, de sa Renault et de sa maison, de banlieue certes, mais avec un jardin dont il aimait s'occuper le week-end. Ses vacances ? Il les passait toujours chez ses parents, dans ce village de l'Aude où il était né. Mais il y avait

Hélène qui, il le sentait bien, était frustrée d'une existence qu'elle jugeait sans éclat. Et les enfants qui, en grandissant, se mettaient à le trouver ringard, sans trop le dire mais avec quelques allusions bien senties qui lui faisaient mal.

Marc, peu à peu, s'est mis à changer. Le travail, où il partait gaiement retrouver ses copains et faire, dans son labo, un métier qu'il aimait, est devenu une sorte de forteresse à prendre, peuplée de concurrents qu'il fallait à tout prix gagner de vitesse, d'ennemis dont il guettait la place, de chefs auxquels il fallait plaire au nom d'une ambition de façade à laquelle il s'accrochait, sûr que la survie de son foyer désormais en dépendait.

Il voulait faire ses preuves, il fit du zèle et des heures supplémentaires. Boulimique de travail, il devint stressé, irritable, inquiet. Chez lui, on ne l'avait jamais vu dans cet état. Il a évité de justesse un divorce, mais il s'est fabriqué un ulcère dont il souffre beaucoup, sans rien dire. « C'est psychosomatique », ont déclaré, doctement, les médecins.

Aux angoisses profondes, intérieures, des femmes, répondent ainsi les interrogations plus sociales et terre à terre des hommes. L'argent, le pouvoir, la force restent encore des valeurs indéniablement masculines, mais les temps ont changé, et il est parfois difficile de trouver ou de garder son job. Pour survivre, il faut se battre, et on ne gagne pas à tous les coups. Au fond d'eux-mêmes, les hommes s'en veulent de n'avoir pas su garder leurs territoires et leurs prérogatives. Certains tentent de les reconquérir, d'autres jurent qu'ils trouvent que tout va beaucoup mieux comme ça. La plupart cherchent de nouvelles marques en regrettant le paradis perdu.

Georges

Il a construit sa carrière comme un bulldozer, mène sa vie, sa famille et son entreprise d'une main sûre, se conduit en macho fier de l'être et guette l'admiration dans le regard de ceux qu'il rencontre dans la ville de province dont il est un notable. Il a même une maîtresse qu'il voit de temps en temps, pas trop : il n'est pas de ceux qui renoncent, pour divorcer, à ce qu'ils ont bâti. Elle est belle, jeune, docile, le flatte et le rassure. Sa femme, qui l'adore, ne se doute de rien. Ses enfants, qui l'honorent, se montrent aussi doués à l'école qu'au tennis.

Quand il a eu une dépression nerveuse, inattendue, violente, personne n'a compris, lui non plus. Qui donc allait penser que les quelques moments de plaisirs volés à sa femme, les instants de détente arrachés à son emploi du temps lui pesaient comme à un enfant les heures inavouables d'école buissonnière ? Il a craqué, mais il n'a pas avoué. Aujourd'hui, à quarante-cinq ans, il vit entre les rails de sa bonne conscience et s'ennuie. Il dit qu'il est guéri. On le trouve vieilli.

Dans mon cabinet, quand ils viennent perclus de douleurs ou anéantis de fatigue, les adultes n'expriment qu'un symptôme. Ils exhibent leurs dossiers médicaux, parlent en professionnels de lombalgie L5-S1 ou de colopathie fonctionnelle, et il me faut du temps pour les débarrasser de ce discours technique, paravent d'une souffrance elle-même destinée à cacher un malaise plus profond et moins avouable. A l'heure de la forme, il ne faut pas avouer ses faiblesses et ses doutes. Or, nulle thérapie ne les guérira tout à fait tant qu'ils seront la proie de stress innombrables et mal maîtrisés, le pire étant de se sentir coupable. On se sent coupable de bien des choses, d'être en retard ou d'avoir fait du travail à moitié, d'avoir été mesquin ou désagréable avec un ami, d'avoir dépensé à tort et à travers l'argent du ménage. On regrette mille riens, des mots, des attitudes, peu importe : ces petites culpabilités peuvent être de bons stress. Elles sont le signe que nous ne sommes pas totalement indifférents — on s'en veut toujours au nom d'une morale — et, en cela, elles nous font avancer et nous rendent meilleurs. La culpabilité dont je parle ici, qui obsède la vie et la santé de 99 % de mes patients, est en quelque sorte existentielle. Elle remonte loin, à notre adolescence, à notre enfance. Elle est comme un poignard qui nous torture, nous empêchant de trouver le sel de la vie, qui est la liberté.

Nos adolescents, nos enfants

Car les adolescents sont coupables : empêtrés dans leur corps et dans leurs sentiments, fascinés mais affolés par la vie qui les attend, ils naviguent à vue entre tendresse et agressivité, envies et indolence, liberté voulue et dépendance de fait, leur amour, qu'ils ne savent plus dire, et leur besoin de s'opposer, pour exister, à ces parents indispensables et encombrants. Ils sont insupportables, on les supporte mal. Ils ont besoin de paix mais créent des conflits. Ils ont peur de ne jamais être à la hauteur des rêves qu'on met en eux et de ceux qu'ils se font. Ils ont du courage mais pas de volonté. Ils ne s'aiment pas, coupables de tout, et surtout de n'être pas encore adultes, alors que déjà, ils ne sont plus enfants. Incroyable impression de gâchis qui les paralyse au moment même où ils devraient trouver leur voie.

Marie

C'est une bonne élève, Marie, une de ces enfants dont rêvent toutes les mères : gentille, serviable et toujours première à l'école. C'est simple, à quatorze ans, elle n'imagine pas être troisième, rater un contrôle, se coucher sans avoir fait ce qu'elle avait à faire. « Ils ont de la chance, ses parents », dit sa mère à Coralie, qui est la meilleure amie de Marie et plutôt son contraire, fantaisiste, plus prompte à s'amuser avec ses copines qu'à se passionner pour son niveau en maths. Le père de Coralie est psy, sa mère a une boutique. Les deux filles ne se quittent guère.

Un soir où Coralie ramène un 2 en dissertation, elle interrompt les reproches affectueux mais fermes de ses parents d'un « là, ce n'est pas de ma faute, même Marie s'est plantée. Elle a un 5, alors... » Alors, dit le père, Marie va être malade.

Chez elle, Marie est malade : forte fièvre, vomissements, sa mère fait venir le médecin. Qui n'a pu, bien sûr, imaginer que Marie a tellement honte de ce 5 lamentable qu'elle s'en est, vraiment, rendue malade.

Certains restent dans le rang, travaillent, ont de bonnes notes, ne font pas de bêtises. D'autres, nombreux, s'échappent dans des comportements agressifs ou passifs, la drogue, l'alcool, le suicide. Nos adolescents, eux aussi, eux surtout qui sont à un moment complexe de la vie, ont besoin de se sentir moins coupables et plus aimés.

Même les enfants se sentent coupables, aujourd'hui, de leur carnet de notes, pas terrible, du divorce de papa et maman, du pull neuf auquel ils ont fait une tache d'encre qui ne partira pas, des reproches innombrables qui leur prouvent, chaque jour, que jamais ils ne seront tels qu'on les désire, c'est-à-dire parfaits. Débordés, fatigués, leurs parents passent moins de temps avec eux, leur parlent peu, ne jouent plus puisqu'il y a la télé. Je reçois peu d'enfants : quel parent songerait qu'un petit, lui aussi, peut avoir besoin qu'on le touche, le détende, le soigne de troubles qu'on ne voit pas, certes, mais qui le gênent, l'enferment dans des comportements inadaptés qu'on lui reproche, aggravant ainsi ses complexes de culpabilité ? Quand un enfant dérape un tant soit peu, soit on l'ignore, soit on le conduit chez l'orthophoniste ou le psy. Je pense souvent qu'une bonne thérapie manuelle et une activité physique bien contrôlée lui rendraient l'équilibre à moins de frais.

Des choix librement consentis

La vie passe. Euphémisme. En réalité, elle coule sans que nous en prenions conscience pour deux raisons.

L'une est objective : nous n'avons pas le temps de nous pencher sur nous-mêmes et sur nos états d'âme. Du moment où nous nous levons à celui où nous nous couchons, nous avons à faire et cet acte indispensable, obsédant, immédiat, nous occupe au point que nous ne savons plus nous arrêter pour penser, réfléchir, faire, même si c'est nécessaire, l'arrêt sur image, le break qui nous permettrait de comprendre pourquoi.

La seconde raison est subjective : inconsciemment, nous tentons d'éloigner les problèmes, de nous cacher tout ce qui risquerait de nous mettre face à ce que nous préférons oublier pour ne pas avoir à le changer. L'habitude est la seconde nature de tous ceux qui vont tant mal que bien. Subir, gommer, continuer sans se poser de questions est à tout prendre plus facile que de se regarder une bonne fois non dans un miroir mais au fond du cerveau et du cœur.

Tout est affaire d'adaptation. Ceux qui vont mal, qui souffrent au point que la vie n'est plus possible, ont pour recours la psychanalyse, ou, plus couramment, la psychothérapie. Ces thérapeutiques de l'esprit sont indispensables quand on ne peut trouver par soi-même les moyens de vivre bien, et je dirais même agréablement, la déprime au long cours n'est jamais une fatalité.

A la plupart d'entre nous, la vie apporte son lot de peines et de soucis, de joies et de chances, de sérénité et de complications, le plus et le moins soigneusement mêlés, comme de juste. A nous de nous débrouiller pour en faire le meilleur possible plutôt que le pire. Or c'est là que le bât blesse. Geindre, se plaindre, se laisser aller est sûrement facile. Mais c'est aussi le meilleur système pour se gâcher la vie. Et lorsqu'il s'agit des culpabilités dont nous parlions, ce laxisme porte en lui l'assurance du gâchis.

Comme on n'a rien sans rien, il est tout à fait inutile d'espérer le moindre résultat sans, d'abord, le vouloir, sans, ensuite, étudier lucidement la situation. Cherchez qui vous êtes, mettez à nu vos désirs profonds et les raisons qui vous font agir ou ne pas agir. Si vous vous mentez, consciemment ou même inconsciemment, vous n'arriverez à rien. Il vous faut retrouver ce qui est enfoui en vous, votre instinct. Ensuite seulement vous serez capable de savoir où vous voulez aller et de respecter vos choix, quels qu'ils soient, puisqu'ils seront enfin devenus logiques, évidents. Cherchez, trouvez, puis relativisez.

Je sais que c'est difficile. Peut-être est-ce même l'exercice le plus difficile que l'on puisse vous demander de faire. Mes patients y parviennent, pourtant, lorsque après quelques séances ils récupèrent un peu de leur énergie vitale.

Dans *Les Chemins du bien-être*, j'ai indiqué des jeux simples pour vous aider à faire seuls ce point avec vous-même. Il ne s'agit pas de vous livrer à une introspection narcissique et stérile, mais de vous demander, sans tricher : « Qu'est-ce qui va et qu'est-ce qui ne va pas ? » Parce que les illusions, les idées qu'on se fait sont souvent plus lourdes à porter que la réalité. Et que pour vivre heureux, il faut à un moment savoir ce qu'on veut, ce que l'on peut avoir, et ce à quoi on peut, sans histoires, renoncer.

Il est probable que vous ne pourrez, ni ne souhaiterez, de vous-même assouvir d'emblée tous vos instincts. La vie en société nous impose des compromis auxquels nous souscrivons puisque l'harmonie de nos relations avec la communauté à laquelle nous appartenons en dépend. Mais, dans ce cadre même, nous ne pouvons prétendre au bonheur que si les contraintes sont moindres que les plaisirs.

En un mot, l'équilibre naît de choix mûrement consentis, jamais de pressions subies dans la tristesse et la résignation. Les prisons, surtout morales, interdisent à tout jamais à l'homme de s'épanouir. Ainsi ai-je mis au point la dernière partie de ma méthode, celle qui permet de passer de la guérison momentanée à une santé durable : le moment où l'on apprend à composer sa vie, soi-même, avec les autres pour maîtriser les événements au lieu de les subir.

Sortez des stéréotypes

Avant d'en arriver là, toutes les échappatoires sont bonnes. La plus facile, donc la plus usitée, consiste à rêvasser sur tout ce qu'ont les autres et que, croyons-nous, nous n'avons pas. L'imagination n'étant pas le bien le plus répandu, nos fantasmes s'arrêtent le plus souvent à nos voisins. Il n'est guère valorisant, on l'imagine, de trouver qu'ils sont plus beaux, plus heureux, plus performants et surtout plus chanceux que nous. Car, soyons clairs, ne reculant devant aucun à peu près, nous trouvons de la chance à ceux qui, simplement, ont peut-être eu plus de volonté ou de courage pour affronter la vie. Combien de fois ai-je entendu : « Mais elle, elle est mince, ce n'est pas comme moi... Et elle a de beaux cheveux... » ou : « Lui, il a tout, il réussit, il n'a pas à se donner de mal »... Imaginer que l'existence est un vaste loto où les autres tireraient le bon numéro est la manière la plus élémentaire de se persuader qu'il est urgent de ne rien faire. Qui irait s'essouffler à courir après le hasard ?

Si vous êtes de ceux — ou de celles — qui pensent toujours que l'herbe des autres est plus verte, allez au bout de ce que je n'appellerai pas un raisonnement : soignez-vous par l'absurde. Faites comme celui ou celle que vous enviez. Mettez-vous dans sa peau. Imitez-le. Je doute que vous teniez très longtemps à ce jeu, idiot certes, mais qui aura au moins l'avantage de vous rappeler qu'on n'est jamais un autre. On est soi.

Au-delà, vous apprendrez que les stéréotypes ne peuvent en aucun cas être des modèles puisque, justement, ils sont l'expression moyenne — le Français moyen — ou paroxystique — l'égoïste type — de modèles humains qui n'existent que très exceptionnellement dans la réalité. Mais ils nous servent souvent de paravent. Ainsi nous acceptons le lot commun ; nous nous coulons, selon la situation, dans le comportement le plus répandu. Qui nous en voudrait ? Personne, sauf la vie, qui se vengera si vous lui avez menti.

Il y a là une forme de lâcheté. Pour vivre, il faut oser. Le bonheur vient rarement aux timorés.

Ne chassez plus le naturel

Quand on est mal dans sa peau, malheureux, c'est parfois qu'on n'a pas eu de chance. Quand on se sent coupable, c'est qu'au fond de soi on sait que l'on pourrait faire mieux. Et si l'on s'enferme dans une situation somme toute désagréable, c'est souvent par manque de maturité et de naturel.

De maturité, parce qu'on refuse de se prendre en charge. Comme un adolescent attend de ses parents qu'ils le tirent de tous les mauvais pas et accuse la société, l'école, les ministres successifs et leurs réformes s'il ne réussit pas, l'adulte qui n'a pas su mûrir s'estime prisonnier des événements.

De naturel, parce qu'on masque ses propres désirs et ses ambitions au point de faire le contraire de ce que l'on souhaitait vraiment. Si je trompe ma femme et culpabilise au point de m'angoisser en permanence, de vivre dans la crainte, de mentir en priant le ciel de n'être pas pris en flagrant délit, je crée à la fois une situation dont je crois qu'elle me plaît et un conflit prévisible que je ne supporte pas. Je pourrais, bien sûr, quitter ma femme ou ma maîtresse, c'est-à-dire faire un choix, montrer une préférence, et supprimer ainsi l'ambiguïté qui me pèse. L'expérience prouve, hélas, que peu d'hommes ont le courage de faire ce choix.

Annie

Elle avait élevé seule ses deux filles. Chef de publicité dans un journal depuis quinze ans, elle avait toujours travaillé beaucoup et gagné bien sa vie tout en sachant, au fond, qu'elle n'aimait ni ce métier ni ce milieu. Elle se forçait à prospecter du matin au soir, alors que sa réserve naturelle la poussait loin de fonctions commerciales, où l'on doit s'imposer sans vergogne. Elle réussissait. Ses deux filles avaient dépassé vingt ans et quitté la maison. Elle aurait pu vivre enfin plus paisiblement, mais elle a craqué un beau jour et, pour se sauver d'une grave dépression, a décidé de partir faire le tour du monde avec, en poche, ses billets d'avion et un peu d'argent.

En un an, Annie a connu bien des pays, vécu parfois dans des conditions précaires, meublé sa solitude de rencontres inattendues. Et décidé que plus jamais, quel que soit le prix qu'il lui faudrait payer, elle ne consacrerait de nouveau sa vie et son énergie à un métier et un milieu qui ne lui convenaient pas.

Aujourd'hui, avec une équipe d'ouvriers qu'elle a montée, elle rénove des bureaux et des appartements. De 8 heures du matin à 8 heures du soir, sur ses chantiers, elle ponce, peint, vernit, décore, surveille les maçons, les carreleurs et les électriciens. Amaigrie par cette activité physique, elle respire la sérénité et dit : « Je dors enfin comme un bébé. » Elle a découvert le travail du bois et, dans l'atelier où elle vient d'emménager, elle construit des tables, des coiffeuses et des bibliothèques. « J'aime tant, dit-elle, créer des objets avec mes mains, l'odeur du bois, le plaisir de vivre à ma guise. Et j'ai une telle joie à rentrer le soir chez moi, fatiguée, mais libre et détendue. Pas mal de gens se demandent comment je peux mener une vie pareille, ma famille a poussé de hauts cris, il faut dire que les chantiers, ce n'est pas chic. Mais moi, je ne me suis jamais sentie aussi bien. »

Je connais des chefs d'entreprise insupportables, imbus de leur rôle, de leur titre et de leur pouvoir sur ceux qui travaillent pour eux, qui racontent le soir dans des dîners, avec des trémolos, leur guerre ou leur service militaire, où ils ont rencontré des types très simples mais formidables avec lesquels ils étaient amis pour la vie, et auxquels, bien sûr, ils hésiteraient à serrer la main pour peu qu'ils les rencontrent. A la guerre, ils se retrouvaient sous les ordres d'un caporal chef et s'en trouvaient bien. Ils ont sûrement aimé d'ailleurs ces moments où les valeurs et les étiquettes traditionnelles ne comptaient plus. Mais cette chaleur humaine, ce brassage qu'ils évoquent avec nostalgie, ils les ont rangés du côté du souvenir. Pour vivre, au nom du qu'en-dira-t-on, des vies conventionnelles.

Bien des gens passent tout leur temps à paraître beaux, minces, riches, puissants. Jamais ils ne s'arrêtent pour se demander : « De quoi ai-je réellement besoin ? » Quand ils ont un deux-pièces, ils rêvent d'un trois-pièces et s'endettent. Puis d'une maison de campagne, où ils iront beaucoup au début, puis moins, puis plus du tout. Ils allaient sur la Côte, les voilà à l'île Maurice : il y fait si chaud l'hiver et c'est si à la mode. A vivre ainsi au-dessus de ses moyens physiques, intellectuels, financiers, on s'épuise et ne trouve que le mécontentement de soi. On s'estime coupable de n'être pas capable d'avoir toujours plus. Alors qu'on n'est coupable que de surestimer à la fois ce qu'on souhaite et ses propres capacités à l'obtenir.

Des mots qui dépassent la pensée aux gestes qui dépassent le désir, des ambitions aux rêves irréalisables, la vie devient une course contre la montre. Or l'homme est un coureur de fond. Contrairement au proverbe, le naturel ne revient jamais quand on le chasse. Il s'étiole, et naissent les névroses, les troubles fonctionnels, la révolte du corps.

Soyez vous, c'est le seul et le meilleur conseil qu'on puisse vous donner. Le reste est affaire de choix, mais s'ils vous appartiennent, s'ils sont la libre expression de ce que vous estimez le meilleur pour vous et ceux qui vous entourent, vous échapperez au cercle vicieux des culpabilités pour entrer dans le cercle épanouissant des décisions librement assumées.

Estelle

Je la connais depuis des années. Sa vie a longtemps ressemblé à celle de cette génération née pendant la guerre, grandie dans le respect du féminisme et le culte du travail des femmes, synonyme de conquête et de liberté. Elle a donc quitté, la fleur au fusil de ses idéaux, le cocon d'une famille bourgeoise du midi de la France pour monter à Paris, exister par elle-même et gagner sa vie. Parce qu'elle a du courage, elle a débuté comme secrétaire dans une station de radio.

Intelligente et plutôt cultivée, Estelle est devenue l'assistante préférée d'un éditorialiste. Elle écrivait bien, elle a quitté la radio pour un journal où elle réécrivait les articles des autres. De vingt à quarante ans, elle n'a jamais cessé de travailler. Beaucoup. Des amants, pas d'enfant, un bon salaire et, de temps en temps, une question qu'elle avait du mal à chasser de son esprit : « Où tout cela va-t-il donc me conduire ? » Et certains matins : « A quoi bon me donner tout ce mal ? »

Estelle a cinquante ans aujourd'hui. Il y a dix ans, elle est tombée amoureuse d'un homme divorcé qu'elle a épousé quelques années plus tard. Il n'est plus très jeune, mais il est brillant. Il donne à son ex-femme et à ses quatre enfants les trois quarts de ce qu'il gagne, mais il l'aime et, avec lui, elle ne s'ennuie jamais. Elle dit : « Il m'a fallu attendre aussi longtemps pour comprendre ce qui était important pour moi. J'ai supprimé ma femme de ménage, mais je ne travaille plus, je fais ce qui me plaît. Je suis beaucoup moins riche et beaucoup plus heureuse. La seule vraie question, à laquelle je ne pourrai sans doute jamais répondre, est : « Pourquoi ai-je passé les deux tiers de ma vie à courir après des plaisirs qui m'intéressaient si peu ? »

Pour une Estelle qui, un jour, a vu clairement sa vie, combien d'autres sont passées à côté du bonheur ?

Soyez mobile

Pour avoir une chance de ne pas éprouver, un jour, trop de regrets, il faut savoir bouger, évoluer, s'adapter, être mobile, dans sa tête et dans sa vie. Ne jamais craindre de changer, refuser d'être figé.

On raconte souvent l'histoire de ces gens devenus célèbres qui, avant de réussir, ont fait tous les métiers. Nous en sourions : drôle d'image que celle d'une star vendant à vingt ans des chaussettes sur les grands boulevards. Et si, justement, c'était cette capacité à saisir toutes les occasions qui leur avait permis de sortir du lot ? Ils n'avaient rien, ils voulaient tout, mais ils ne souhaitaient pas seulement que tout arrive, ils voulaient tout gagner. Ils ont pris au vol les opportunités, monté les marches une à une, ramé, galéré et, finalement, trouvé ce qu'ils cherchaient. Dans la légende des self-made men, l'histoire commence toujours de la même manière : il — ou elle — était pauvre au point de n'avoir qu'une idée en tête, échapper au milieu où un destin contraire l'avait malencontreusement fait naître. Et certes la rage de s'en sortir et le *plus jamais ça* sont de puissants moteurs de la réussite.

Nous qui sommes plutôt mieux que mal, plutôt à l'aise

que pauvres, plutôt pas bêtes ni retardataires, nous élevons pourtant souvent nos enfants comme si nous voulions en faire de petits rentiers.

Longtemps, les enfants n'ont eu d'autres choix que de mettre leurs pas dans les traces de leurs parents. Nous n'avons de cesse de les orienter dans une vie sans problème où la protection d'un diplôme, si possible coté, les mettra à l'abri de tout avatar professionnel.

Mais à seize ou dix-sept ans, comment choisir quand on ne sait pas à quoi vous engagent vos choix ? Et pourquoi se dire, déjà, que la vie est un train qui dessert une seule gare ? Nous les trouvons démotivés, mais quels motifs d'enthousiasme leur offrons-nous ? Quelles pistes ouvrons-nous sous leurs pas, quel espoir leur laissons-nous de s'amuser, d'évoluer, de ne pas s'enfermer dans des habitudes ?

De quinze à vingt-cinq ans, on change beaucoup, souvent. Et on a du temps, qu'on ne retrouvera plus. Aidez vos enfants à découvrir la vie et le monde. Ils font des stages ? Que ceux-ci soient divers pour leur montrer des métiers, des milieux, des ambiances différentes. Ils auront alors une chance de savoir où ils se sentent bien et pour quoi ils sont faits.

Et un atout indispensable par les temps qui courent : les sociologues, les économistes, les analystes de tous bords des évolutions de la société le disent et le redisent : les jeunes d'aujourd'hui ont peu de chances de mener une carrière uniforme, mais statistiquement toutes les probabilités de changer deux ou trois fois de métier au cours de leur vie.

Leur apprendre que rien n'est éternel est donc un service à leur rendre. Les aider à vivre joyeusement les tournants que leur réserve l'existence est un devoir.

Cherchez pour quoi vous êtes fait

Les adultes qui n'ont pas été formés à cette gymnastique ont plus de mal à se résoudre à cette philosophie de l'évolution permanente. Nul ne saurait leur en vouloir.

Mais ils peuvent essayer et, à défaut d'envisager de bouleversantes reconversions, chercher d'autres occupations, explorer d'autres territoires, d'autres gens, de nouvelles passions.

Une collection, un club de sport, la passion des brocantes, une bibliothèque, une école de patchwork ou de peinture au pochoir et, quelques heures par semaine, vous serez ailleurs, c'est-à-dire loin des circuits habituels où l'étonnement et la découverte ne sont jamais au rendez-vous.

Les escapades sont d'excellents exorcismes contre l'ennui, et aussi la timidité, l'excès de pudeur qui devient introversion, la fermeture aux autres. On dit que les voyages sont formateurs. Soyez des voyageurs dans votre environnement, des découvreurs, des aventuriers d'un quotidien qu'il tient souvent à vous de rendre plus chamarré.

La culpabilité est en nous, faisons des voyages à l'extérieur de nous-mêmes. J'ai constaté souvent que lorsqu'on n'est pas en forme, on a tendance à se refermer sur soi, on gratte ses plaies, on s'isole.

Chaque fois qu'un de mes patients accepte de « changer d'air » au sens presque étymologique de s'aérer, fait ce qu'il a à faire mais s'invente des dérivatifs, des moments de plaisir, des activités où il peut s'épanouir, il retrouve une paix intérieure qui lui permet par-delà ses devoirs de découvrir ses droits. C'est cela, justement, refuser la culpabilité :

être un adulte responsable qui assume ses devoirs et reconnaît ses droits, en toute lucidité. Ainsi peut-il supporter sereinement les premiers, qu'il accepte, et vivre sans remords ses plaisirs, qu'il désire.

Manger

S'il est un domaine dont l'importance ne m'a jamais échappé, c'est bien l'alimentation. Depuis des années, malheureusement, on ne parle plus d'alimentation mais de non-alimentation, de manger mais de régimes, de nourriture mais de substituts. Que les trois quarts d'une génération soient persuadés que manger est malsain est une aberration. Mais c'est ainsi.

Et c'est inique, car le ventre est le centre de vie qui gouverne l'ensemble de nos systèmes, organes et cellules. Un ventre malade, c'est un homme ou une femme malade, sans énergie, privé de sa force vitale. Si j'ai voulu que ce chapitre soit le plus long d'un livre consacré au droit au plaisir, c'est que j'y attache une importance capitale. Et que sans un ventre en parfait état, il n'est pas de vrai plaisir possible.

Or la santé de notre ventre dépend de la qualité de notre alimentation et de notre manière de nous nourrir, qui induisent le bon ou le mauvais fonctionnement des mécanismes d'assimilation et d'élimination, base même de la vie. Si nous mangeons mal, nous nous portons mal. Si nous mangeons bien, nous nous portons bien. Je ne connais aucune exception à cette règle. Je peux, en revanche, en apporter des centaines de preuves vivantes : mes patients.

Bertrand

Mon beau-frère, Bertrand, est, à quarante ans, un garçon charmant mais réservé. Nous jouons régulièrement ensemble au tennis. Il y a un an, un jour où il était resté déjeuner avec nous, je m'étonnai de le voir prendre des médicaments. Il ne m'avait jamais parlé du moindre problème de santé, ne se plaignait de rien ; j'ai dû le questionner pour qu'il avoue : depuis deux ans, il souffrait atrocement du ventre.

On l'avait, à ce moment-là, soigné pour des amibes. Il avait absorbé des doses assez fortes de médicaments, mais les analyses avaient fini par se montrer rassurantes, et on lui avait affirmé qu'il était guéri. Un an plus tard, Bertrand avait commencé à ressentir des douleurs au ventre, diffuses, puis plus fortes.

Consulté, un gastro-entérologue diagnostiqua une colite, et prescrivit un antidépresseur et un anti-infectieux. Bertrand suivait le traitement à la lettre, mais il souffrait de plus en plus et ses saignements persistaient. Depuis trois mois, aux douleurs lancinantes s'ajoutait une grande fatigue, et il perdait du poids.

J'ai pour règle de ne pas soigner ma famille, la plupart des thérapeutes en font autant ; mais je n'imaginais pas de laisser Bertrand dans cet état sans réagir. Après le déjeuner, je l'interrogeais pendant quinze minutes sur ses habitudes alimentaires. Le résultat était affligeant. Le matin, il prenait un grand bol de café au lait, une tranche de pain beurrée, tartinée de miel ou de confiture, parfois un ou deux croissants ou des céréales pour faire comme ses enfants. Il déjeunait à la cantine de son entreprise, en dix minutes, d'une entrée — macédoine à la mayonnaise, betteraves ou carottes râpées — d'un plat et, toujours, d'un dessert — riz au lait, flan au caramel ou tarte aux fruits.

Inutile, dans ces conditions, d'espérer aller mieux. Je lui expliquai que trois semaines au moins seraient nécessaires pour reconstituer sa flore intestinale. Bertrand m'écoutait, attentif. Je lui demandai de supprimer tout laitage pendant quinze jours, et tout ce que je nomme les poisons de l'alimentation (voir page 137). Le lendemain, commença sa rééducation alimentaire selon un programme dont il ne devait pas dévier pendant deux semaines.

Le matin, la chicorée remplaça le café au lait, la tartine beurrée demeura sans miel ni confiture, il y ajouta un œuf à la coque ou une tranche de jambon.

A midi, je lui autorisai en entrée une crudité seule, à

condition que ce ne soit pas des tomates, des betteraves, des carottes ou du chou.

Je lui demandai de supprimer les desserts.

Quatre jours plus tard, sa femme m'appela : Bertrand se sentait déjà beaucoup mieux. Deux semaines plus tard, il n'avait presque plus mal au ventre. Il était si surpris qu'il avait voulu en avoir le cœur net. Deux fois, pendant ces quinze jours, il prit un dessert : un flan et une tarte. Deux fois, il eut de nouveau des spasmes. Je soignai son ventre et il s'amusa des bruits incongrus de sa « colite chantante ».

— C'est parce qu'elle se dénoue, elle ne demande qu'à guérir...

Il était encore un peu gonflé. Deux jours plus tard, Bertrand se sentait totalement guéri.

— C'est fini, m'annonça-t-il, triomphant.

Soulagé, je le mis en garde :

— Fais attention quelque temps encore. Tu vas bien, mais tu n'es pas stabilisé. Si tu recommences tout de suite à manger comme avant, tes problèmes recommenceront, eux aussi, comme avant.

C'est parce qu'il avait tant souffert, je crois, qu'il m'écouta. La peur est parfois une bonne conseillère.

Bertrand ne prend plus d'antidépresseurs et a, aujourd'hui, diminué de moitié les doses de l'anti-infectieux qu'on lui avait prescrit. Alors qu'il était maigre, traits tirés, visage trop pâle, il a repris cinq kilos. Parfois, il se fait plaisir avec un dessert sans avoir pour autant ni spasme ni douleur.

Bertrand a gagné sa guérison, grâce à un quart d'heure de consultation, une méthode, des conseils qu'il a suivis seul... Qui appellerait cela une thérapie ? Pourtant, il va bien et, s'il le veut, il ira bien sa vie durant. Pendant les deux semaines du traitement d'attaque, puis les quelques semaines où je lui demandais d'être vigilant, Bertrand a non seulement compris ma méthode mais appris à observer ses propres réactions, à se surveiller, se jauger, se corriger. Cela suffit pour retrouver la santé du ventre, dont tout dépend.

Brigitte

Elle s'appelle Brigitte, Muriel, Barbara ou Martine. Elle a vingt ans, ou trente, ou cinquante. Vous la connaissez sûrement, c'est cette fille mignonne qui veut perdre à tout prix deux ou trois kilos, que vous ne trouvez pas superflus mais qui l'obsèdent. Parce qu'elle a un brin de cellulite sur les cuisses, elle parle de sa culotte de cheval et s'affole quand elle doit enfiler un jean. Chaque semaine, dans mon cabinet, j'en reçois trois comme elle.

Au début de ma carrière, je mettais des lunettes pour scruter cette absence de cellulite, plaisantais, et ma cliente, furieuse de ne pas être prise au sérieux, s'envolait aussitôt vers un thérapeute plus complaisant. Aujourd'hui, j'attache plus d'importance à ces cas difficiles. Je sais qu'ils reflètent un mal de vivre profond, une insatisfaction constante et que cette quête de « bon » médecin ou du « bon » régime traduit un réel problème.

Brigitte et ses semblables courent les instituts, se précipitent sur les magazines, tâtent de tous les régimes pour perdre « leurs » trois kilos qu'elles ne perdront jamais pour une seule mais excellente raison : elles sont à leur poids normal. Elles risquent en revanche une accumulation de fatigue qui peut dégénérer en état dépressif.

Lorsque Brigitte, ou l'une de ses sœurs, vient me voir, je ne tente plus de la convaincre. J'entre dans son jeu, disserte sur ses kilos autant qu'elle le veut, affirme qu'elle les perdra et cherche surtout à la détendre par des massages, à la rassurer, à la convaincre de suivre quelques conseils : respirer, se relaxer, supprimer les aberrations les plus criantes de son alimentation. Il y faut quelques séances, mais elle finit généralement par accepter mes remarques et admettre que quelques points de ma méthode ne sont peut-être pas si bêtes. Au passage, je lui parle de ses traits, souvent tirés, de ses épaules un peu maigres où pointe la clavicule, de ses fesses, jolies parce qu'un peu rondes. Je ne parle plus de ses trois kilos qu'elle veut perdre et que j'aimerais lui faire accepter.

Brigitte, Muriel ou Barbara ont souvent le ventre gonflé et spasmé, elles disent gros ou rond, et ce n'est en effet pas très esthétique dans une jupe serrée ou un pantalon moulant. Ce qu'elles ignorent, c'est qu'en maigrissant, elles ne le perdraient pas. Car il n'est pas gros ni couvert de graisse, il est malade d'une mauvaise hygiène de vie. En quatre ou cinq séances, avec un peu de vigilance alimentaire, elles peuvent de nouveau entrer dans leurs jupes. Ventre plus plat, elles sont heureuses. Quand je leur demande de se peser, elles s'étonnent d'avoir toujours le même poids.

Le plus souvent, nous nous arrêtons là : un programme alimentaire, un peu de gymnastique ou un sport pour se muscler, et le tour est joué. En se musclant, souvent, elles prendront un kilo que ne sentira que leur balance. Elles s'en moqueront puisqu'elles se sentiront belles, enfin !

Je n'aime pas les exemples types. Bertrand et Brigitte sont pourtant de ceux-là. Ils sont à la fois les symboles de tant d'hommes et de femmes que j'ai soignés, et la démonstration que se nourrir est à la fois la chose intellectuellement la plus facile du monde et pratiquement la plus difficile.

Vous ne trouverez ici ni régimes ni menus types, mais une philosophie de l'alimentation, quelques trucs, des recettes pour adopter une autre manière d'être heureux en mangeant et de manger pour être heureux.

Manger est normal

Contrairement à ce que la plupart d'entre nous ont fini par croire, manger n'est ni honteux ni dangereux, manger ne rend pas malade et ne fait même pas forcément grossir. Bref, manger est normal, et j'entends par là bien manger, c'est-à-dire agréablement, en se faisant plaisir, sans culpabilité ni angoisse. Et, bien sûr, à sa faim.

Il est fascinant de constater que si les trois-quarts de l'humanité meurent de faim, le quart restant entretient avec la nourriture des rapports sado-masochistes tels qu'une bonne majorité de nos contemporains s'affame et l'autre pratique une incœrcible boulimie ou, en tout cas, se laisse aller à des comportements nutritionnels totalement anarchiques.

Il y a ceux qui se trouvent gros et ceux qui se sentent mal dans leur peau. Les seconds ne sont pas forcément obèses. Les premiers n'ont pas forcément ce qu'ils croient. Très souvent, les deux vont ensemble.

La cohorte des éclopés des régimes rejoint le lot traditionnel des barbouillés qui pensent qu'ils ont mal au foie et des autres qui ont mal partout ailleurs, sans imaginer une seconde que leurs malaises viennent tout simplement de leur manière de se nourrir. Car il existe bel et bien des gens qui souffrent. Atteints de troubles fonctionnels, toujours liés à un dysfonctionnement du système d'assimilation-élimination, ils vivent mal et cherchent, sans la trouver le plus souvent, une solution à leurs maux.

La solution est pourtant à la portée de tout un chacun. Parce qu'il y a des règles : comme toutes les grandes fonctions humaines, celle de l'assimilation-élimination obéit à des lois. On peut les connaître, elles sont peu nombreuses.

Et puis il y a vous : une personne qui n'est pas comme les autres et doit adapter ces règles à ses goûts et à ses habitudes.

Votre équilibre dépend de votre capacité à mettre en harmonie vos désirs profonds et votre façon de vivre avec les règles élémentaires de la nutrition.

J'aimerais vous aider à y réussir.

CE QU'IL FAUT SAVOIR SUR L'ALIMENTATION

Pourquoi mange-t-on ?

Vous êtes-vous déjà réellement demandé pourquoi vous mangiez ? A quoi servent ces aliments qui constituent votre nourriture et ce que votre organisme attend de chacun d'eux ? Sans doute pas.

Il suffit pourtant de chercher à comprendre cette chose toute simple pour ne plus manger tout à fait comme un automate. Pour choisir au lieu de subir. Pour prendre à tout moment l'aliment le plus adapté à ce dont vous avez besoin à ce moment précis de votre vie.

Les cellules de notre corps naissent, vivent, meurent et se renouvellent sans cesse. A l'exception de notre système nerveux, chacun de nos organes, chacun de nos tissus est entièrement renouvelé tous les sept ans. Le rôle premier de l'alimentation est de fournir à notre corps l'énergie nécessaire pour assurer cet éternel rajeunissement de nos cellules.

De la même manière, nous mangeons pour assumer nos dépenses physiques. En bougeant, en respirant, en digérant et même en dormant, nous brûlons des calories, donc de l'énergie, puisées dans les éléments énergétiques de l'alimentation.

Nous mangeons aussi pour aider notre corps à lutter contre le froid et le chaud et à se maintenir à une température constante, pour faire fonctionner nos organes, nos glandes, nos viscères et nos différents systèmes (nerveux, respiratoire, circulatoire, cardio-vasculaire...) et les empêcher de vieillir prématurément. Pour développer et entretenir nos muscles, nos os, notre peau...

En un mot, nous mangeons pour vivre, et il est indispensable que notre corps reçoive en permanence tous les éléments qui lui sont nécessaires. Qu'un seul ou, pire, plusieurs viennent à manquer, et quelque chose se dérègle. Un trouble s'installe, qui deviendra maladie chronique si la carence persiste.

La diététique, qui n'est pas une science si ancienne, a fait le compte des besoins vitaux des êtres humains et défini un cadre et des lois. Il faut les connaître puisqu'ils constituent, en quelque sorte, notre ration de survie.

Ensuite, mais ensuite seulement, commence *la vraie recherche qui conduit chacun de nous à inventer sa propre diététique, ses propres règles, adaptées à ses besoins profonds, et à trouver ainsi son art de bien s'alimenter.*

Quelques règles de base

Il est six catégories d'aliments dont le corps ne peut se passer et que nous devons lui fournir chaque jour en quantité suffisante. Ce sont : les protéines, les glucides, les lipides, l'eau, les vitamines, les sels minéraux et les oligo-éléments.

Les protéines, ou protides

Les protéines sont de grosses molécules formées d'un enchaînement d'acides aminés, indispensables à la formation, au développement et au renouvellement de tous les tissus du corps. Elles sont donc d'une importance vitale, d'autant qu'elles ne sont pas stockées par l'organisme. Elles sont d'origine animale ou végétale.

— *Les protéines d'origine animale* : œufs, viande, poisson, fromage, lait.

— *Les protéines d'origine végétale* : céréales, légumes secs, graines (soja).

Substance même des tissus vivants, elles sont nécessaires à l'enfant pendant la croissance, et à l'adulte pour reconstituer ses cellules.

Ration moyenne quotidienne : 70 grammes.

Les glucides, ou hydrates de carbone

Les glucides sont les sucres, ou hydrates de carbone, et sont composés d'oxygène, d'hydrogène et de carbone. Ils sont de deux sortes.

— *Les sucres à assimilation rapide*, aliments au goût sucré : sucres, pâtisseries, miel, confiture, fruits...

— *Les sucres à assimilation lente,* ou amidon des féculents et des céréales transformés en glucose par la digestion : pain, pâtes, riz, pommes de terre...

Ils fournissent de l'énergie aux muscles.

Ration moyenne quotidienne : 400 grammes.

Les lipides, ou graisses

Les lipides sont les graisses et regroupent donc tous les corps gras, qu'ils soient d'origine animale ou végétale.

— *Les lipides d'origine animale* viennent du beurre, des charcuteries, des viandes et poissons gras.

— *Les lipides d'origine végétale* proviennent des huiles, de la margarine, de certains fruits frais ou secs...

La qualité alimentaire des graisses dépend de la nature des acides gras qui les composent : certains ne peuvent être synthétisés par l'organisme et seule l'alimentation peut les lui fournir. Les graisses peuvent être stockées par l'organisme comme une réserve d'énergie, car elles participent, avec les glucides, à l'effort musculaire dont elles sont le « combustible ».

Ration moyenne quotidienne : 80 à 100 grammes..

L'eau

L'eau est l'aliment le plus indispensable, et aussi le constituant essentiel du corps humain puisque nos tissus sont faits à 75 % d'eau. Nous devons en absorber 2 à 2,5 litres par jour, soit en buvant soit en mangeant, puisque tous les aliments en contiennent.

Les vitamines

Les vitamines n'existent dans l'organisme qu'à doses infinitésimales. Elles sont pourtant nécessaires à son fonctionnement, et, comme il est incapable de les fabriquer et même de les stocker, sauf pour deux d'entre elles (vitamines A et D), nous devons veiller à les lui apporter par l'alimentation.

Toute carence en vitamines est responsable de troubles, et chaque vitamine a une action spécifique : c'est donc pour elles que l'alimentation doit être variée. Et même si l'on vend en pharmacie des vitamines de synthèse, celles-ci ne joueront jamais le rôle de catalyseur imparti aux vraies vitamines par la nature.

En revanche, et bien qu'on en ait douté autrefois, on sait que la chaleur, donc la cuisson, ne détruit pas les vitamines (sauf la vitamine C), que les conserves et les surgelés les préservent en grande partie, et qu'il n'est pas difficile de les trouver dans les fruits, les légumes, les yogourts, les œufs, le lait, etc.

(Il existe un peu partout des tableaux fort bien faits indiquant les sources alimentaires de toutes les vitamines.)

Les sels minéraux et les oligo-éléments

Les sels minéraux et oligo-éléments sont des métaux, eux aussi présents à doses infinitésimales, et parfois à l'état de traces, sans lesquels un grand nombre de réactions chimiques et enzymatiques ne pourraient avoir lieu.

Fer, soufre, magnésium, calcium, phosphore, etc., on les connaît bien aujourd'hui et l'on sait que, comme pour les vitamines, leur carence est source de troubles graves.

Car non seulement ils sont nécessaires pour que se fassent normalement les échanges et réactions métaboliques, mais ils sont indispensables, si j'ose dire, collectivement : chacun joue son rôle, mais certains ne peuvent agir que si un ou plusieurs autres sont également présents.

Tous sont fournis, une fois encore, par une alimentation variée, comportant assez de viande ou de poisson, de laitages, de légumes et de fruits.

Il faut se méfier des suppléments chimiques absorbés sans prescription médicale appuyée sur une analyse sanguine : ils peuvent provoquer d'autres troubles par excès d'une substance ou déséquilibre de l'une par rapport à l'autre.

Attention aux équilibres

Excès ou carences, les déséquilibres alimentaires sont toujours facteurs de troubles, parfois de maladies graves.

Séparément, il n'existe pas de bon aliment puisque aucun n'apporte à l'organisme tous les éléments indispensables à son métabolisme.

Il faut donc en permanence les marier harmonieusement et veiller à ne privilégier ou à ne délaisser aucun d'entre eux, ce qui provoquerait des troubles et, à la longue, de graves maladies de surcharge ou de carence.

Régime de croisière pour être bien portant et le rester

Il y a ceux qui se réveillent fatigués, et les autres. Les uns se nourrissent mal, les autres bien. Mais qui prête attention à cette lassitude qui nous cloue au lit à l'heure où nous devrions nous lever pour attaquer la journée ? Personne.

On se dit qu'on s'est couché trop tard, qu'on a des soucis ou qu'on a mal dormi, et que ça ira mieux demain. Pourtant cette méforme au réveil est presque toujours le symptôme d'un dérèglement du système neurovégétatif, donc d'une mauvaise alimentation. Elle signifie que le foie est encrassé et ne parvient plus à filtrer les toxines.

Ne vous dites donc jamais : « Ce n'est rien » si, le matin, vous vous sentez peser dix tonnes, le moral à zéro et aucune envie d'aller travailler. C'est en négligeant des signes en apparence aussi anodins que l'on permet à des troubles bénins de s'installer, de se développer et de devenir des pathologies plus ou moins sévères. Et s'il est un moyen de prévenir l'apparition des troubles fonctionnels, c'est de connaître les règles de base d'un régime équilibré.

La meilleure façon de se nourrir consiste tout simplement à manger de tout. Pas trop, ni même beaucoup, mais en variant suffisamment son alimentation pour profiter des propriétés spécifiques d'un maximum d'aliments. Dans ce domaine, rien n'est pire que la monotonie puisqu'elle implique l'excès de certains éléments et la carence de nombreux autres.

Le professeur Creff a énoncé, en trois chiffres qui ressemblent à un jeu, la règle d'or du bon équilibre alimentaire : 421.

4 glucides, 2 protéines, 1 lipide : c'est la formule magique d'un repas équilibré. Et ce n'est même pas compliqué. A condition d'accepter de sortir un peu des sentiers battus et des habitudes bien de chez nous grâce auxquelles, si la France est le pays où l'on mange le mieux, c'est certainement aussi celui où l'on se nourrit le plus mal.

Le menu idéal : sachez marier les aliments

La seule règle importante à respecter pour qu'un repas apporte un maximum d'éléments nutritifs est d'en varier le plus possible les composants. Le reste est affaire de bon sens et consiste seulement à éviter les mariages trop gras, trop riches ou trop épicés qui perturberaient la digestion.

Dans un repas certains mélanges sont déconseillés.

— *Plusieurs féculents* :
par exemple, une salade de pommes de terre et du riz.

— *Deux plats riches en graisse* :
par exemple, thon ou sardines à l'huile et friture.

— *Plusieurs protéines* :
par exemple, viande et œufs, ou viande et poisson.

— *Un plat unique de légumes*, sans entrée ni dessert.

— *Plusieurs aliments hypercaloriques* :
par exemple, charcuterie et frites.

— *Plusieurs aliments susceptibles de provoquer des ballonnements ou des fermentations intestinales* :
par exemple, concombre et chou farci, tomates et artichauts, frites et pain...

— *Plusieurs aliments à effet laxatif* :
par exemple, melon, épinards et pruneaux.

Tout commence le matin

Le petit déjeuner doit être le starter de la forme, fournir à l'organisme 25 % des apports énergétiques de la journée, être le repas le plus équilibré puisqu'il est aussi le plus important. Et l'on voit bien pourquoi nous, Français, sommes si désavantagés par rapport aux autres pays, et surtout aux Nordiques.

Le thé, le café ou pire le café au lait sont un défi aux lois les plus élémentaires de la diététique.

Le café ne doit jamais être pris à jeun

Il cause alors une hypersécrétion des glandes stomacales qui déclenche des brûlures, des aigreurs, des maux d'estomac et peut, à la longue, provoquer une gastrite.

Le café au lait et le thé au lait sont à proscrire

Ils sont indigestes. Je suis moi-même étonné du nombre de mes patients dont l'état s'est amélioré du jour où ils ont supprimé le thé ou le café au lait qu'ils prenaient tous les matins.

Si vous ne pouvez vous en passer, et après avoir mangé, prenez une seule tasse de thé ou de café nature que vous remplacerez de temps en temps par une infusion de thym, de romarin ou de chicorée.

Calories : 2 - 1 = 1

Alertés par les médecins, eux-mêmes relayés par les médias, nous avons pris conscience, peu à peu, de la nécessité d'être « raisonnables ».

A lire les menus pantagruéliques qui faisaient l'ordinaire des familles paysannes ou bourgeoises du XIXe ou même du début du XXe siècle, nous poussons des cris d'horreur en nous demandant comment ils pouvaient avaler tout ça... oubliant une règle tellement simple qu'on se demande comment on peut en faire fi si souvent : il en est de l'alimentation comme du reste, entrées et sorties doivent s'équilibrer. En d'autres termes, nous devons brûler ce que nous absorbons, faute de quoi nos organes et nos tissus s'encrassent de sucres et de graisses, et toute la machine se dérègle.

Or, en quelques générations, les conditions de vie ont totalement changé. La grande majorité d'entre nous ne vit pas en plein air. Vissés à nos fauteuils, ou au siège de notre voiture, incapables de monter plus de deux étages à pied, confinés dans des villes, nous passons des journées, voire des semaines entières sans faire aucun exercice, dès notre plus jeune âge.

Parce que leurs muscles ont besoin de croître et de se développer, instinctivement les enfants courent, sautent, bougent, sont toujours en mouvement. Mais à peine adolescents, ils réclament un cyclomoteur, puis une voiture et commencent à vivre eux aussi à l'économie.

Parallèlement nous continuons à sacrifier gaiement aux rites et traditions d'une époque révolue, imposant à notre organisme une fatigue qu'aucun exutoire ne viendra compenser. Car on peut prendre le problème comme on veut : si on brûle une calorie chaque fois qu'on en absorbe deux, il en restera toujours une en surcharge qui, ajoutée à d'autres, engendrera des troubles dont un excès de poids est le moindre, mais aussi le plus visible.

Maladies de surcharge, maladies du siècle

Paradoxalement, alors que nous avons tout, nous nous nourrissons mal, et parmi les maladies les plus répandues aujourd'hui, on trouve en bonne place les pathologies de la nutrition. On peut aisément séparer en deux catégories : les maladies de carence et les maladies de surcharge.

Les carences sont toujours des manques de vitamines, de sels minéraux et d'oligo-éléments. Présents dans le corps à doses le plus souvent infinitésimales, ces différents éléments sont des facteurs essentiels du métabolisme. Si l'un d'eux vient à manquer, il s'ensuit des troubles divers mais toujours importants. L'organisme ne les fabriquant pas lui-même, c'est l'alimentation qui doit les lui fournir. Ce qui est possible si nos repas sont suffisamment variés.

La mode est aux vitamines, et on trouve en pharmacie des cocktails, d'ailleurs équilibrés, qui contiennent les principales d'entre elles ainsi que des sels minéraux. Ces préparations peuvent être un bon complément dans certaines circonstances. Mais l'idéal reste quand même de varier ses menus de telle manière qu'ils apportent naturellement à notre corps ce dont il a besoin. D'autant qu'un excès de certaines vitamines (A et D) peut devenir dangereux.

Il n'est pas conseillé d'absorber n'importe quel médicament ou principe actif sans consulter un médecin qui devra faire pratiquer des analyses, prescrire le dosage nécessaire.

A l'opposé des maladies de carence, on trouve les maladies de surcharge, véritable fléau d'une époque qui confond abondance et sur-alimentation. Les citadins sédentaires que nous sommes devraient être aussi économes dans leur façon de se nourrir qu'ils le sont de leurs mouvements et de leur énergie. Hélas ! c'est rarement le cas. La plupart mangent trop. Trop copieux, trop gras, trop riche, trop sucré. Incapable d'éliminer autant qu'il emmagasine, l'organisme stocke les graisses et les sucres en excès. A force de négliger les symptômes qui auraient dû les alerter, des milliers de gens se retrouvent, à l'âge mûr, victimes d'une ou de plusieurs maladies qui empoisonnent le reste de leur vie.

Le plus simple et le plus évident des troubles, et aussi le plus bénin, est l'indigestion. On mange trop, on est malade, et tout rentre dans l'ordre.

Viennent ensuite les troubles fonctionnels, puis, si on continue, d'autres troubles.

— *L'intoxication chronique,* due à une accumulation de toxines qui dérègle en permanence, sans qu'on s'en aperçoive, le fonctionnement du système neurovégétatif, et sert de point de départ à de graves maladies : allergies, rhumatismes inflammatoires, sinusite chronique, cancer.

— *Le diabète,* excès de sucre dans le sang.

— *L'obésité*, car on passe vite d'un léger embonpoint à un excès de poids dont on aura toutes les peines du monde à se débarrasser.

— *Le cholestérol*, et son cortège de fatigue et de malaises.

— *Les maladies cardio-vasculaires.*

— *Les rhumatismes inflammatoires*, douloureux et chroniques.

— *L'urée et les problèmes rénaux*, toujours handicapants.

— *Les calculs biliaires*, dont l'issue classique est une opération chirurgicale.

— *Les tumeurs* même, car tous les spécialistes pensent aujourd'hui qu'une intoxication intestinale chronique non soignée devient un foyer d'infection et ouvre la voie à toutes les maladies, en particulier le cancer auquel, privé de défenses, l'organisme n'a plus la force de résister.

La fréquence de ces maladies suffit à démontrer que nous ne savons rien des besoins de notre corps, c'est-à-dire de nous-mêmes. Au point de nous rendre malades, exactement comme un enfant de trois ans qui avalerait une boîte entière de truffes au chocolat sans imaginer qu'il ne pourra pas les supporter. La différence est qu'il a l'excuse de son ignorance, car elle est naturelle. Celle des adultes n'est qu'une forme, avouée, d'indifférence ou, dissimulée, de masochisme.

L'ALIMENTATION ET VOUS

Connaître les principaux aliments, les règles incontournables et les grands équilibres nutritionnels ne suffit pas à bien se nourrir. Car manger est un acte aussi intime que faire l'amour, plus encore peut-être puisqu'il se passe entre soi et soi. Dans notre façon de nous nourrir se mêlent nos souvenirs d'enfance et nos projets d'avenir, l'inné et l'acquis, nos instincts profonds et notre éducation.

Ainsi chacun de nous doit-il adapter les lois de l'alimentation à sa personnalité et à sa manière de vivre.

Le bon régime est celui qui nous conduit à manger ce que nous aimons.

On mange aussi avec sa tête

En termes mathématiques, les besoins alimentaires journaliers d'un individu moyen sont simples à chiffrer : on les estime de 2 000 à 2 500 calories pour un homme, 1 500 à 2 000 calories pour une femme. Mais, lorsqu'on a dit cela, on n'a rien dit. Car la quantité varie d'une personne à l'autre, d'une situation à l'autre.

Le professeur Creff, célèbre nutritionniste qui prépara les athlètes français aux jeux Olympiques de Tokyo et de Munich, raconte volontiers qu'en plein effort Mimoun avait besoin de 1 800 calories, Anquetil de 6 000, l'un des nageurs de 11 000 !

Mais surtout la qualité de notre alimentation est bien plus importante que la quantité d'aliments que nous avalons. Plus elle est variée, plus notre organisme a des chances d'y trouver tout ce qui lui est nécessaire.

Mais, parce que nous sommes, dans nos choix alimentaires, guidés par notre inconscient bien plus que nous n'en sommes les maîtres, nous absorbons souvent n'importe quoi, au mépris de notre santé, sans même nous en rendre compte.

On le dit souvent en riant : le meilleur des plats est, pour chacun de nous, celui que lui préparait sa mère pour lui faire plaisir quand il était petit, et c'est vrai. Au fond de nous sommeillent des souvenirs apparemment perdus de tartes aux pommes et de blanquettes de veau dont la seule odeur nous fait saliver.

Comme notre caractère, notre tempérament, notre identité, c'est dans notre petite enfance que se crée notre personnalité alimentaire. Nous prenons autour de la table familiale des goûts et des habitudes qui nous marquent à jamais. Il en a été de même pour nos parents, et il en sera de même pour nos enfants.

Dans un pays aussi féru de gastronomie que la France, où chaque maîtresse de maison a sa spécialité, une recette à elle qui fait sa fierté, où les bons petits plats et le gueuleton du dimanche sont un sport national, tradition et hérédité se traduisent souvent en un goût immodéré pour les plats en sauce, les frites et la charcuterie.

La nourriture n'est plus ce qu'elle était

La généralisation du travail des femmes a révolutionné la vie économique du pays et l'éducation des enfants, et aussi, de façon plus subjective mais tout aussi importante, la vie et les habitudes familiales, notamment en matière culinaire. D'innombrables enfants déjeunent à la crèche ou à la cantine, les parents avalent un sandwich sur le pouce dans un bistrot bruyant et enfumé ou subissent, eux aussi, les aléas de la restauration collective, généralement peu appétissante et quelquefois réellement mauvaise.

Le progrès a aussi ses revers, et si les fruits sont beaux et bien calibrés, si la conservation, la surgélation, la lyophilisation permettent de garder longtemps et de cuisiner vite, si nos placards sont remplis de produits en boîtes, en sachets, en bocaux, c'est au prix de l'adjonction de conservateurs, stabilisateurs, colorants et additifs en tout genre, tous chimiques et tous nocifs à des degrés divers. Je sais que la législation est telle que tous ces produits sont testés, analysés, surveillés, et donc normalement d'une innocuité totale. Et, certes, ils ne rendent pas malade. Mais ils ne font pas de bien non plus.

Au cours de ces multiples manipulations, les fruits et les légumes perdent une grande partie de leur valeur nutritive. Or, par manque de temps, par fatigue et parfois par paresse, nous n'utilisons plus que des produits de ce genre. Nous n'épluchons plus les haricots, n'écossons plus les petits pois et, malgré les mixers, préférons les potages en poudre et la purée en paillettes. Même les bébés sont nourris exclusivement de petits pots où tout est mélangé, la seule différence gustative réelle venant de ce que certains sont sucrés, et d'autres salés.

Ces changements correspondent ainsi à une transformation fondamentale de la nature même des produits alimentaires et s'accompagnent, ce qui est normal, d'une modification du goût.

La viande (donc les protéines) et les sucreries ont pris une place de plus en plus importante, voire excessive. Leur excès est pourtant dangereux, nous le verrons : le régime steak-salade fait, contrairement à ce qu'on croit, des ravages, et les biscuits, gâteaux et autres bonbons n'en font pas moins.

Et si, comme on le dit, nous copions avec quelques années de retard ce qui se fait outre-Atlantique, la quantité incroyable d'obèses américains devrait nous faire réfléchir. Les corn flakes, hamburgers, Coca Cola et autres ice-creams nc manquent certes pas de charme, mais habituer nos enfants à en faire leur ordinaire, c'est les condamner à coup sûr à être des adultes trop gros, mal dans leur peau, et malades. On ne revient jamais en arrière, et on ne rendra aux femmes ni le temps ni le goût de passer des heures à faire le marché et à préparer des plats sains, variés et équilibrés.

Mais nous pouvons au moins tenir compte de cette réalité pour chercher à manger le mieux possible sans nous créer pour autant des contraintes insupportables.

Dis-moi qui tu es, je te dirai comment tu manges

Même si nous appartenons tous à la race humaine, et obéissons donc aux lois d'une nature commune, physiologique et biologique, chacun de nous est unique. Comme nous avons un visage, un tempérament, des comportements qui n'appartiennent qu'à nous, nous avons aussi une manière unique de vivre, de nous nourrir, d'aimer ou de détester tel goût ou telle odeur, de rejeter ou d'assimiler tel aliment, de grossir ou de ne pas grossir... Si bien que le régime le plus équilibré, la diététique la plus élaborée peuvent être bénéfiques pour l'un et nocifs pour l'autre.

Nous avons aussi notre vie, qui n'est jamais semblable à celle du voisin, ni de nos proches, ni même des membres de notre famille. Nos joies, nos drames, nos angoisses, nos bonheurs nous sont intimes, personnels et incommunicables. Or ils ont, nous l'avons vu, une influence immédiate et profonde sur nos réactions organiques et notre métabolisme.

Avant de suivre à l'aveuglette un régime, un conseil ou même un avis médical, apprenez à vous connaître, à savoir ce qui vous convient. Songez qu'une bonne alimentation n'est pas seulement une alimentation équilibrée mais aussi une alimentation adaptée à votre personnalité et aux circonstances de votre vie.

On ne peut sonder l'âme et le corps d'un lecteur comme ceux d'un patient. Mais deux facteurs au moins sont essentiels pour établir votre carte d'identité nutritionnelle : votre hérédité et le type de mangeur auquel vous appartenez.

L'hérédité : un héritage, pas une fatalité

Il existe des gens qui prennent deux kilos à chaque repas un peu copieux et ne supportent pas l'alcool, ou les graisses, ou le foie de veau...

Il en existe d'autres qui mangent n'importe quoi sans grossir, boivent, fument et vivent jusqu'à quatre-vingt-dix ans sans être jamais malades. Ceux-là font partie des 5 % de Français qui ont, comme on dit, un terrain, c'est-à-dire une hérédité, exceptionnel.

Si votre hérédité est difficile, si vos grands-parents avaient du diabète ou vos parents du cholestérol, si votre mère est petite et ronde et votre père plutôt rembourré, inutile d'imiter ces bons vivants : vous n'y gagnerez qu'une obésité et, à plus ou moins long terme, un diabète ou un excès de cholestérol.

En un mot, le vieil adage qui conseille de regarder la mère avant d'épouser la fille repose sur un postulat scientifiquement établi : plus on avance en âge, plus on ressemble à ses ascendants. Il y a des familles de gros comme il y a des familles de maigres, et, si l'histoire peut ne pas se répéter, c'est au prix d'un gros effort et d'une rigueur absolue.

L'inné est irrémédiable. On peut néanmoins agir sur l'acquis en étant vigilant. Pour soi-même, en connaissant ses propres facteurs de risques. Et pour ses enfants : *l'éducation joue dans nos comportements alimentaires un rôle essentiel,* et nous avons le devoir de protéger au maximum nos enfants de nos propres handicaps. Des parents gros tous les deux, par exemple, doivent dès les premiers jours de leur bébé respecter certaines règles : ne pas augmenter inconsidérément les biberons, ne pas les enrichir de farine... Plus tard, soyez intraitable sur les sucreries : il ne s'en portera pas plus mal, et vous êtes bien placé pour savoir qu'à l'âge adulte il payerait ce petit plaisir bien plus cher qu'un autre.

Si vous êtes porteur d'une hérédité difficile, n'hésitez pas à faire appel à un médecin, pour vous ou pour vos enfants : seul un bon spécialiste saura vous conseiller et vous éviter des erreurs qui pourraient se révéler dangereuses. Soyez surtout attentif, et n'attendez pas qu'il soit trop tard. Deux ou trois kilos de trop, des douleurs suspectes, des malaises inexpliqués doivent vous alerter. Si vous réagissez rapidement, vous apprendrez qu'hérédité n'a pas exactement le même sens que fatalité.

Quel genre de mangeur êtes-vous ?

Il est une autre inégalité à laquelle on n'échappe guère : c'est notre appartenance à l'un des types de mangeurs qu'ont définis les nutritionnistes. Là encore on peut, à défaut de changer de type, modifier son comportement. A condition de savoir pourquoi on éprouve certaines pulsions ou certains rejets, et d'où nous viennent des attitudes qui nous paraissent individuelles ou spontanées, mais nous rattachent pourtant à une catégorie d'individus.

Le mangeur normal

Mange régulièrement trois repas par jour, parfois accompagnés d'une légère collation vers 17 heures. Ses goûts le portent vers une nourriture simple et variée, et il est en parfaite santé s'il mange lentement. Il ne grossit jamais.

Le gros mangeur

Mange de tout et régulièrement : il ne souffre donc d'aucune carence nutritionnelle.

Mais mange trop, ce qui l'expose aux troubles et maladies de surcharge — diabète, cholestérol, maladies cardiovasculaires, etc.

Le grignoteur

Ne se met pratiquement jamais à table, mais grignote par-ci par-là, toute la journée, bonbons, gâteaux, chocolat, produits laitiers... Est généralement angoissé, nerveux et irritable. Dort mal, digère mal et souffre de troubles neurovégétatifs divers. On note que les trois quarts des grignoteurs sont des femmes.

Le « bouffe-tout »

Mange et boit de tout, beaucoup, de façon désordonnée et en toute occasion, sans toutefois souffrir de troubles psychologiques comme le boulimique. Souffre de troubles neurovégétatifs : ballonnements, spasmes, aigreurs d'estomac, constipation ou diarrhée, colite... Risques d'obésité et de diabète.

L'obsédé du régime

Fait — aussi bien à tort qu'à raison — une fixation sur son poids et expérimente régime après régime sans toujours, heureusement pour lui, avoir le courage de les suivre jusqu'au bout. Souffre naturellement d'un grave déséquilibre nutritionnel. Névropathe qui a plus besoin d'un psychiatre que d'un nutritionniste (de toute façon, il n'écoute personne).

Là encore, la vérité oblige à dire que l'on trouve, dans cette catégorie, largement plus de femmes que d'hommes.

Le boulimique

Mange par crises, et à toute vitesse, tout ce qui lui tombe sous la main, quitte à se faire vomir immédiatement après.

Est généralement anxieux. La boulimie est une maladie.

Il est exposé à tous les troubles fonctionnels —ballonnements, spasmes, gonflements, colite, somnolence... —, aux problèmes de comportement — agressivité, instabilité, irritabilité... — et à des maladies plus sévères — obésité, infarctus, diabète...

L'anorexique

Refuse de s'alimenter et se laisse maigrir au point de mettre sa santé en péril, ce qui implique une hospitalisation.

Comme la boulimie, l'anorexie est le symptôme d'une grave pathologie psychiatrique et ressort exclusivement d'un traitement médical.

Il est possible, au cours d'une vie, de passer d'un type à l'autre, ou du moins d'un comportement à l'autre. Une adolescente boulimique peut devenir une mangeuse normale, de même qu'un gros mangeur peut soudain se transformer en obsédé du régime.

Tout dépend de votre état psychologique ou des influences que vous subissez...

J'aimerais vous avoir convaincu qu'avant de dépendre des autres, vous dépendez de vous-même.

Appétit et émotions

Ignorant la faim, nous nous laissons guider par notre appétit, lui-même fonction de notre psychisme. Une tristesse, un stress, un choc, un coup de foudre, une simple émotion, quelle qu'elle soit, nous donnent faim ou nous coupent l'appétit, selon notre âge, notre tempérament, notre nature profonde et, le plus souvent, si l'événement n'est pas d'une importance majeure, sans que nous en prenions conscience. S'il est normal d'éprouver plus de joie ou de difficulté à manger à certains moments, il peut s'ensuivre, dans des circonstances difficiles, des maladies alimentaires aux conséquences très graves.

Les deux plus extrêmes sont aussi les plus connues.

— *La boulimie*, dont la caractéristique est qu'on mange sans arrêt et sans raison, souvent en cachette, en avalant n'importe quoi.

— *L'anorexie,* qui est un rejet total de la nourriture. Peut-être parce que la vie devient plus dure en même temps que les familles éclatent, et que la solitude est l'apanage d'un nombre sans cesse croissant d'individus, ces deux maladies suicidaires se développent de façon inquiétante, en particulier chez les adolescents. Je ne m'y étendrai pas, car ce sont de graves pathologies, nécessitant l'intervention d'un spécialiste, et plus exactement d'un psychiatre. Je voudrais dire seulement que souvent, lorsqu'elles commencent, on refuse de s'en apercevoir.

Malheureux, perturbé, on se cache — c'est ainsi que les boulimiques vident un réfrigérateur entier et vont ensuite se faire vomir pour effacer les méfaits de ce qu'ils croient être leur faute — et on se ment à soi-même.

Plus couramment, on trouve toutes les pathologies légères, les grignotages incessants, les comportements anarchiques, les incapacités à supprimer le gâteau de 5 heures, la tablette de chocolat du soir ou le whisky au retour du bureau.

Et si les effets de ces écarts sur notre système neurovégétatif sont nettement moins importants, ils sont pourtant perturbateurs.

Ils sont aussi le signe que tout ne tourne pas aussi rond qu'on le voudrait, et qu'il nous faut une compensation pour supporter les aléas et les soucis de la vie quotidienne.

Si bien que pour entreprendre une rééducation alimentaire, il faut d'abord se regarder en face et comprendre pourquoi on mange trop, pas assez, ceci de préférence à cela, pendant ou entre les repas.

Après seulement viendra le temps de trouver le « bon » régime. Mais nous verrons que, le plus difficile étant accompli, celui-ci s'imposera presque de lui-même.

Charlotte

Elle a dix-huit ans. Ses parents me l'ont amenée au retour des vacances, inquiets de la voir grossir sans arrêt depuis deux ans. Charlotte était bronzée, reposée, bachelière depuis peu, un peu boulotte et vraiment malheureuse. Malgré ses six ou sept kilos de trop, et, contrairement à ce qu'elle avait l'air de croire, elle n'était pas difforme et certainement pas vilaine à regarder.

Depuis deux ans — les années bac — Charlotte mangeait n'importe quoi n'importe quand, de préférence pas aux heures des repas. Jamais de petit déjeuner, rarement un déjeuner ou un dîner, mais des en-cas, des razzias sur le réfrigérateur pour apaiser ses fringales : elle avait un comportement boulimique. Elle se rappelait quand elle avait commencé à prendre du poids : c'était l'année de ses seize ans, aux États-Unis, où elle était partie comme jeune fille au pair pendant les vacances d'été.

Elle était seule, avec la responsabilité d'un enfant de deux ans, elle s'ennuyait, la cuisine était différente, elle avait craqué sur les glaces, les yogourts vitaminés, les hamburgers et les pizzas... Elle était revenue avec cinq kilos de plus. Effondrée, elle avait essayé plusieurs régimes, s'était donné du mal pour réussir... à prendre un kilo de plus.

Charlotte était stressée. A ses angoisses s'ajoutaient les conseils de ses parents qui, pour son bien, ne cessaient de lui dire : « Fais attention ! Retiens-toi ! Ne mange pas ça ni ça... » Elle trouvait qu'elle avait fait déjà beaucoup d'efforts pour rien. Quand son petit copain la laissa tomber, elle se persuada qu'elle était bien trop moche et se consola en mangeant un peu plus.

Je passais les premières séances à détendre Charlotte et à la rassurer, tandis qu'elle enchaînait les crises de larmes. Au bout d'un mois, à la sixième séance, elle avait néanmoins beaucoup dégonflé et perdu trois kilos. Mais elle avait encore des crises de boulimie.

Pour les enrayer, je lui conseillai de faire de la marche ou du vélo deux fois par semaine pendant trois quarts d'heure et de pratiquer une gymnastique douce deux fois par semaine.

Le résultat dépassa mes espérances, en rapidité tout au moins. Réoxygénée, moins angoissée, Charlotte perdit de nouveau trois kilos.

Elle n'a jamais abandonné la course à pied, mange de tout, mais à des heures régulières, et se lève dix minutes plus tôt pour prendre un solide petit déjeuner avec appétit, elle qui n'avait jamais faim le matin.

Elle ne prend plus — et ne prendra plus — un gramme.

L'alimentation peut changer votre caractère

Au début, je n'y croyais pas. On m'avait dit : si vous mangez mal, vous vivrez mal. Les nutritionnistes des hôpitaux et certains de mes professeurs en Angleterre m'avaient expliqué qu'une mauvaise alimentation suffit à déclencher des insomnies et des troubles du comportement, comme l'agressivité, la nervosité, l'émotivité... c'était alors une idée neuve pour moi et, apparemment, pour les autres aussi, car dans mes contacts professionnels on n'évoquait jamais de lien direct entre le tempérament d'un patient et sa façon de s'alimenter.

J'étais intimement persuadé que chaque être humain a son caractère et sa personnalité, fruits de la mystérieuse alchimie et de l'hérédité, et qu'on ne pouvait pas plus les changer que la couleur de la peau ou celle des yeux.

Plus tard, en découvrant à quel point un simple changement de régime alimentaire pouvait avoir de conséquences, j'ai commencé à me poser des questions. Qui sont devenues des réponses lorsque j'ai constaté que si je n'avais plus de maux de ventre, je n'avais plus non plus de ces colères presque incontrôlables, insupportables pour mon entourage et culpabilisantes pour moi, de ces moments de déprime où tout me paraissait dramatique, ni de ces sautes d'humeur dont j'ignorais moi-même les raisons. Ne plus souffrir en permanence m'avait embelli la vie, et, plus profondément, mon caractère s'était transformé. Ma femme et mes enfants étaient d'ailleurs là pour m'en apporter la confirmation.

Décidé à en savoir plus, je m'étais inscrit aux cours de diététique donnés à l'hôpital Saint-Michel par le professeur

Albert-François Creff, pionnier de la nutrition, et certainement l'un des plus grands spécialistes français dans ce domaine. Persuadé, lui aussi, que les études médicales étaient dramatiquement dépourvues de toute formation dans une matière pourtant capitale, il avait créé des cycles de formation destinés aux membres des professions médicales ou paramédicales désireux d'en apprendre un peu plus. J'ai ainsi découvert, outre les règles de base d'une fonction qui est l'essence même de la vie, les vrais enjeux de l'alimentation et les mécanismes d'interaction permanente de l'assimilation et du psychisme.

J'ai compris enfin pourquoi et comment *on peut, en changeant son alimentation, changer aussi complètement le mode de vie et le caractère de quelqu'un.* Je n'entrerai évidemment pas ici dans des explications fastidieuses et compliquées, qui d'ailleurs ne vous apporteraient rien. On peut comprendre l'essentiel sans être biologiste ni physiologiste.

L'alimentation n'est pas un simple phénomène mécanique. Elle met en jeu, notamment par l'intermédiaire de multiples enzymes et hormones, toute une série de réactions chimiques destinées à rendre les aliments que nous absorbons assimilables par les cellules. (En dehors des vitamines et des sels minéraux, aucun aliment, même broyé par l'appareil digestif, n'est utilisable tel quel par les cellules.) *S'il se produit une perturbation dans ce cycle chimique, il s'ensuit immédiatement des perturbations en chaîne dans tout l'organisme, et en particulier dans le système nerveux et le psychisme*, parce que les cellules ne reçoivent pas tous les éléments nutritifs et énergétiques dont elles ont besoin pour fonctionner normalement, à moins qu'elles n'en reçoivent trop d'une calorie et pas assez d'une autre. Si le système nerveux n'est pas régulé par les apports énergétiques d'une alimentation équilibrée, une des conséquences est précisément ces sautes d'humeur en apparence — mais en apparence seulement — inexplicables.

Les nutritionnistes ont ainsi prouvé scientifiquement que si quelqu'un mange trop d'aliments acides, ou trop de viande rouge, s'il prend trop d'excitants comme le thé ou le café, ou s'il fume trop, il deviendra automatiquement irritable, agressif ou nerveux. S'il mange trop vite, ou saute des repas, et n'a aucune régularité dans la répartition de sa prise alimentaire au cours de la journée, il aura des baisses d'attention et de tension, des coups de pompe physiques et intellectuels, symptômes d'hypoglycémie, c'est-à-dire d'une chute brutale du taux de glucose dans le sang. Coups de déprime ou moments de colère, crises d'angoisse ou d'agressivité, de timidité ou d'hyperémotivité, chacun connaît de ces troubles passagers et les attribue, à tort, à son humeur. Alors qu'ils sont les signes d'une carence ou d'un dérèglement alimentaire faciles à corriger si on les détecte.

Une expérience très intéressante a été menée aux États-Unis sur mille prisonniers internés dans différents établissements. On a institué à chaque fois deux groupes : l'un d'individus plutôt agressifs et violents, l'autre d'hommes calmes et lymphatiques, et on a donné à chaque groupe la nourriture que préférait et choisissait habituellement l'autre. Au bout de quelques semaines, on a constaté que les violents étaient devenus plus calmes, tandis que les lymphatiques étaient devenus agressifs.

Une étude passionnante dont feraient bien de s'inspirer les médecins français, et surtout les directeurs d'hôpitaux. Dans les établissements psychiatriques, par exemple, où les malades souffrent de graves dérèglements, la nourriture est souvent ignoble. Pourtant, aux États-Unis encore, un célèbre psychothérapeute a fait sur ses patients une expérience significative. Il a sensiblement amélioré leur nourriture en fonction de règles strictes de diététique et a, parallèlement, diminué de manière appréciable leurs doses de médicaments. Pratiquement tous ont vu leur état s'améliorer, parfois de façon spectaculaire. Et je ne suis pas le seul à penser que si, au lieu de les abrutir de médicaments pour les calmer, on donnait à ces malades une nourriture appropriée et on leur prescrivait un programme cohérent d'exercices physiques, certains guériraient plus vite, et tous se porteraient mieux. Malheureusement si les médecins, et particulièrement les cancérologues, commencent à en être conscients, l'administration qui régente l'intendance risque d'être longue à convaincre.

Un de mes amis avait été très bien opéré d'un cancer dans un grand hôpital parisien. Il subissait une chimiothérapie postopératoire qui le laissait dans un état pitoyable. Les rares fois où j'avais assisté à ses repas, j'avais été frappé par la nourriture que l'hôpital servait à ce grand malade : insipide, grasse, mal préparée, mal servie, plus tiède que chaude, personne ne pouvait en éprouver la moindre envie, a fortiori un homme affaibli, victime de terribles désordres intestinaux. Sur mes conseils, sa femme lui a préparé et apporté chaque jour, matin, midi et soir, des repas sains, riches en éléments énergétiques et appétissants. Mon ami a commencé à revivre. Aujourd'hui, il est en pleine forme, guéri, et a retrouvé toute sa vitalité. Je ne pense pas que l'amélioration de son régime ait suffit à le sauver, mais je suis sûr que s'il avait continué à consommer la nourriture de l'hôpital, il n'aurait jamais récupéré comme il l'a fait. Et les nombreux spécialistes qui, aujourd'hui, comptent dans leur équipe un nutritionniste ou un diététicien chargé de veiller tout particulièrement à la nourriture de leurs malades ne me contrediront sans doute pas.

On grossit à cause du stress

J'admets volontiers qu'il est difficilement supportable de ne pas rentrer dans un jean et démoralisant de dépasser le 46. Je comprends que les hommes tiennent à leur ligne et je ne souris jamais lorsqu'un de mes patients me raconte ses problèmes de poids. Mais, avant de savoir comment et de combien de kilos maigrir, l'important est de savoir pourquoi on grossit.

Un des mécanismes essentiels de l'assimilation est l'utilisation et la régulation du sucre, c'est-à-dire des glucides et des hydrates de carbone. Lorsque nous mangeons des aliments contenant du glucose, le pancréas sécrète une hormone appelée insuline, qui favorise le passage du glucose du sang vers les tissus, afin de fournir à l'organisme de l'énergie.

Si le glucose absorbé est trop important pour les besoins immédiats, le surplus est stocké sous forme de graisses de réserve.

En somme, on grossirait parce que l'on absorbe une quantité de sucre trop importante par rapport à ses besoins énergétiques. Supprimons donc le sucre, ou quasiment, et le problème sera réglé.

Pas si simple !

Car le stress a exactement les mêmes effets. En agissant sur le système sympathique, il provoque une sécrétion excessive d'hormones, parmi lesquelles l'adrénaline. Celle-là, en faisant libérer brutalement le sucre stocké dans le foie, fournit un sursaut d'énergie (ainsi l'organisme agressé se défend contre le stress), mais elle libère aussi les graisses stockées dans les réserves tissulaires sous forme d'acides gras, dont elle provoque une production massive.

Résultat : on grossit.

Les prises de poids excessives ont toujours pour origine des facteurs émotionnels ; je n'ai jamais rencontré d'exception à cette règle. Réfléchissez : la plupart du temps, nous perdons pendant les vacances les kilos pris pendant l'année. Sans nous priver. Parce que nous sommes détendus. Alors que les inquiets, les nerveux, les angoissés grossissent en affirmant ne presque rien manger, et c'est vrai.

Il faut savoir que lorsqu'on mange mal, on fragilise les défenses immunitaires de l'organisme. Un régime alimentaire déséquilibré est en lui-même un stress biologique qui accroît notre vulnérabilité à toutes les autres formes de stress.

Si la nutrition s'exprimait par un seul théorème, ce pourrait être celui-ci : à l'origine de toute surcharge pondérale, on trouve invariablement un ou des stress.

Henri

Les hommes sont aussi stressés par leur poids. Quand Henri est venu me voir, il voulait perdre son ventre et au moins dix kilos.

Stressé, nerveux, il dormait très mal et se réveillait souvent, la nuit, en transpiration. Il se réveillait bien sûr fatigué, avalait un ou deux cafés noirs pour se stimuler, et un ou deux autres dans la matinée pour se mettre en forme. Sans succès : il n'avait goût à rien. A midi, il faisait des déjeuners d'affaires auxquels, disait-il, il ne pouvait échapper, tentait de commander des plats simples, mais avouait manger vite en parlant beaucoup. Comme on attend beaucoup dans les restaurants, il avalait, pour calmer sa faim, du pain beurré, on en met toujours sur les tables des bons établissements. Il buvait du vin — on ne laisse pas un convive boire seul — et s'était aperçu qu'il commandait de plus en plus souvent une seconde bouteille. Un fromage, un dessert, un ou deux cafés bien serrés ne l'empêchaient pas d'avoir un coup de pompe vers 4 ou 5 heures de l'après-midi.

Henri se doutait bien que son régime n'était guère diététique. Un an ou deux auparavant il avait, grâce à un régime célèbre, perdu huit kilos. Il se souvenait s'être senti très bien à cette époque, puis moins, puis fatigué. Quand il s'était senti déprimé, il avait recommencé à manger beaucoup, pour retrouver ses forces. Il avait repris ses huit kilos, plus quatre autres. Il était vraiment désespéré et venait me voir parce que j'avais fait maigrir un de ses amis, apparemment sans régime ni effets secondaires.

J'expliquai à Henri qu'il n'existe pas de régime pour maigrir. Que tous les régimes font fondre la masse musculaire, ce qui a pour effet de faire baisser l'aiguille de la balance, mais au prix d'une fatigue physiologique intense vite suivie d'une grande fatigue psychologique.

Le ventre d'Henri était gonflé, mais pas douloureux. Pendant deux mois, je l'ai soigné une fois par semaine tandis qu'il suivait ma méthode. Il a perdu ses huit kilos. Je l'ai revu ensuite trois fois en trois mois au bout desquels il avait retrouvé sa forme et son vrai poids, un corps souple et un ventre détendu. Sans régime.

LA FAÇON DONT ON MANGE VAUT MIEUX QUE CE QU'ON MANGE

Qui dit alimentation pense aliments. Mais s'il est vrai que ce que l'on mange est l'essence même de la nutrition, la façon dont on le mange en conditionne le bon, ou le mauvais, emploi par l'organisme. Selon qu'ils seront pris dans le calme ou dans le bruit, en compagnie d'amis ou d'ennemis, lentement ou à toute vitesse, les mêmes mets mangés par la même personne seront bien ou mal assimilés, sources d'énergie ou au contraire générateurs de troubles digestifs divers. Et la meilleure des nourritures peut se transformer en poison si elle est avalée n'importe comment.

Bien manger, c'est donc non seulement choisir les meilleurs aliments, mais aussi se mettre dans de bonnes conditions pour en retirer le plus grand bénéfice.

Le plaisir des yeux

Un cadre agréable, une table bien dressée, un couvert harmonieusement mis... et le plaisir de l'œil décuple celui, plus primaire, de passer à table. Au simple désir d'apaiser sa faim se mêle celui, plus subtil, de participer à une fête. Alors on a envie, non plus de se remplir le plus vite possible l'estomac, mais de savourer à la fois la beauté du décor et le goût des mets.

Je sais bien qu'il est impossible de dîner chaque soir en famille aux chandelles, sur une nappe blanche que les enfants se feraient une joie de salir aussitôt. Mais soigner le décor du dîner familial ne demande souvent qu'un tout petit effort. Les nappes et les sets plastifiés sont aujourd'hui aussi beaux que les vrais, l'esthétique a envahi nos cuisines, et des couverts aux passoires, en passant par la vaisselle, on trouve les ustensiles les plus utilitaires dans toutes les couleurs et toutes les formes à des prix abordables, et même très bon marché dans les grandes surfaces.

La cuisine est — et c'est tant mieux — la pièce où dînent 99 % des Français. A vous d'en faire un lieu chaleureux, à la table accueillante, où tous les membres de la famille seront heureux de se retrouver dans un décor sympathique.

Halte au stress

Qui dit stress avant de passer à table dit repas raté et digestion quasi impossible. Physiologiquement l'angoisse, la nervosité, une contrariété même créent une coupure entre l'hypothalamus et le plexus de l'assimilation-élimination. « Ça me reste sur l'estomac », dit la *vox populi*, qui, en une image simple, exprime un phénomène réel et complexe. Nous avons vu que l'hypothalamus traduit pour notre corps les ordres et impulsions qu'il reçoit du cerveau. Si, pour une raison quelconque, notamment psychologique, notre cerveau est perturbé, les ordres seront mal transmis et nos systèmes — en particulier le système digestif — fonctionneront mal. Si l'organisme assimile en partie, de façon réflexe, la nourriture qu'il ingurgite, les glandes feront mal leur travail et l'élimination sera bloquée.

Lorsqu'on se sent mal, on a souvent deux attitudes possibles.

— *Ne rien manger* : tout se passe alors comme si le corps, sachant qu'il est incapable d'assimiler correctement les aliments, adoptait instinctivement, par autodéfense naturelle, une attitude de rejet.

— *Se précipiter sur la nourriture* dans une crise de boulimie, aggravant ainsi le phénomène : on se sent gonflé, les graisses mal éliminées sont stockées et encrassent les organes, il se crée des foyers de putrescence et une inflammation cellulitique.

Ces deux attitudes sont évidemment à proscrire l'une comme l'autre.

La seule méthode efficace consiste à se détendre avant de passer à table.

Ma méthode de relaxation

J'ai mis au point une méthode simple de quatre exercices faciles qui, sans gêner en rien vos occupations habituelles, vous permettront de vous calmer, et surtout de détendre tous les plexus de l'assimilation et de l'élimination.

Efforcez-vous de les pratiquer régulièrement : ils constituent une véritable gymnastique antistress qui vous permettra d'éviter tous les troubles digestifs provoqués par l'angoisse et les énervements de la vie quotidienne.

Quatre bons trucs pour se détendre

Ces quatre « trucs » très efficaces vous seront utiles quand une contrariété imprévue vous aura mis les nerfs en pelote juste avant de vous mettre à table.

1. Faites 4 inspirations et 4 expirations profondes.

2. Buvez très lentement, avant le repas, un verre d'eau tiède non sucrée dans laquelle vous aurez glissé une rondelle de citron.

3. Mangez un petit morceau de pain, puis buvez doucement, à petites gorgées, avant de commencer à manger, un demi-verre de vin rouge ou un peu de whisky nature sans glace. Il est évident que si cette recette ne manque pas d'efficacité, elle ne constitue pas la meilleure des thérapies et qu'il vaut mieux ne pas en prendre l'habitude.

4. Frottez votre visage et votre nuque à l'eau froide. Laissez couler l'eau quelques minutes sur vos avant-bras.

Déjeunez entre amis

Ou déjeunez seul. Le stress étant, nous l'avons vu, l'ennemi de votre digestion, évitez de partager vos repas avec des gens que vous n'aimez pas et qui vous agacent ou vous dérangent.

Restent les enfants... Même si on les adore, il est parfois bien difficile de supporter le bruit, les cris, les : « J'en veux pas, j'aime pas ça »... et autres disputes entre frères et sœurs. S'ils sont plusieurs, encore jeunes, et de la race de ceux qui détestent rester assis plus de cinq minutes, faites-les manger avant — de toute façon, ils doivent manger tôt — et préservez-vous un repas au calme, seul ou à deux.

Riez !

Rire n'est pas seulement agréable, c'est aussi un excellent moyen de stimuler la digestion et une véritable thérapeutique préventive. Un Américain très connu, le Dr Norman Cousin, atteint d'un cancer et condamné par la médecine, a expliqué dans son livre, *La Volonté de guérir,* le rôle très particulier du rire, « véritable jogging intérieur qui stimule une petite glande située à la base du cerveau (le timex) et augmente les défenses immunitaires de l'organisme »... Aussi quand, au dessert, un convive entamera l'inévitable série d'histoires drôles, ne soyez pas agacé, riez de bon cœur.

Et saisissez dans la vie toutes les occasions de vous amuser. Entre deux spectacles, n'hésitez pas : le comique est meilleur pour votre santé que le tragique.

Mangez lentement

Pour assimiler correctement les aliments, il est indispensable de manger lentement et de bien mastiquer. De toutes les conditions à remplir pour éviter de souffrir de son alimentation au lieu d'en tirer des forces, c'est sans doute la plus importante. Si l'on mange trop vite, on ne mâche pas, on avale, et l'estomac reçoit des aliments insuffisamment broyés. Il doit alors fournir un excès de travail pour les transformer en cette bouillie qu'on appelle le chyme, ce qui ralentit la digestion, et, très vite, provoque un encombrement des voies biliaires et gastriques. Fatigué, l'estomac aura de plus en plus de mal à résister, et une gastrite se déclenchera à plus ou moins long terme. Le bol alimentaire doit être broyé par les dents pour se mélanger à la salive à l'intérieur de la bouche. Celle-ci contient en effet des enzymes qui commencent la digestion (c'est-à-dire la transformation) de certains aliments, en particulier les amidons, et favorisent l'excrétion de certains déchets (iodures, chlorates...). Or il est clair que si l'on mange trop vite, la salive n'a pas le temps de remplir son rôle. Ces difficultés gastriques auront inévitablement des répercussions intestinales. Les aliments, mal digérés par l'estomac, arriveront encore mal digérés dans les intestins dont le rôle est d'en achever le broyage et d'en assurer la répartition, les éléments nutritifs passant dans le sang, les déchets et toxines étant éliminés. Eux aussi se fatigueront : on éprouvera des douleurs, et, si la situation ne s'améliore pas, une colite s'installera.

Selon certains chercheurs, c'est par la bouche et pendant le travail de mastication des aliments que sont assimilés les vitamines et les sels minéraux. En mangeant trop vite, on se priverait donc de ces éléments indispensables.

Laissez parler vos sens

Manger n'est pas seulement une affaire de goût.

Cette fonction vitale met en jeu nos sens, et, si nous savons les écouter, nous retrouverons, outre des plaisirs oubliés, cet instinct infaillible que nous avons trop souvent perdu.

L'ouïe

Il suffit parfois d'un bruit de casserole pour éveiller d'un coup notre appétit. Verlaine, dans un poème célèbre, évoque le bruit de l'œuf dur cassé sur le zinc quand il tinte dans la mémoire d'un homme affamé.

Mais s'il est des sons évocateurs, le bruit est perturbateur, et il est impossible de profiter d'un repas pris dans un vacarme épouvantable.

Un excès de décibels est un stress et bloque inconsciemment nos facultés d'assimilation.

L'odorat

Chacun d'entre nous a salivé en humant un parfum de tarte chaude ou de pain frais.

Mais l'odorat a un rôle bien plus important que d'éveiller en nous des souvenirs savoureux. Certaines papilles de nos sinus renseignent notre cerveau sur la qualité des aliments.

Faites ce simple test : respirez l'odeur du plat que l'on

vous sert. S'il sent bon, si son odeur vous plaît et qu'il vous fait envie, vous pouvez parier à coup sûr que vous le digérerez sans peine. Si son odeur vous déplaît, n'y goûtez pas : il vous rendrait malade.

S'il semble sain mais fade, il ne vous convient pas et vous risquez, à le manger, des troubles neurovégétatifs.

Au risque de faire sourire mes amis, j'ai pris l'habitude de sentir ce que l'on me sert.

J'approche l'assiette de mon nez et respire profondément pendant quelques secondes l'odeur qui s'en dégage. J'ai souvent changé mon choix, commandé un autre plat, et me suis forgé une solide réputation de râleur.

Mais je n'ai jamais été incommodé après un repas au restaurant.

Et si j'ai un conseil amical à vous donner, c'est de suivre mon exemple.

Faites de même au marché et achetez le nez au vent. En choisissant toujours, entre deux produits, celui qui sent bon, vous saurez que vous ne vous trompez pas.

N'oubliez pas non plus de humer le parfum des vins : c'est ainsi qu'un véritable connaisseur choisit infailliblement les meilleurs.

La vue

Il suffit parfois de voir un plat ou un aliment, même à travers une vitre, pour en « sentir » le goût et l'odeur et en avoir envie.

Car notre mémoire visuelle conserve nos bons et mauvais souvenirs culinaires depuis notre plus tendre enfance et, parfois sans que nous en ayons conscience, joue le rôle d'un starter ou d'un frein pour notre appétit.

Le toucher

Au bout de nos doigts, des centres nerveux nous renseignent sur ce qui est bon ou pas. Mais nous l'avons oublié, et seuls les vrais cuisiniers savent encore sentir avec les mains la fraîcheur d'un légume ou le degré de maturation d'un fruit.

Essayez : il suffit d'un peu de patience pour rééduquer un sens endormi. Palpez doucement une tomate, une baguette de pain, une salade... et très vite vos doigts deviendront vos meilleurs conseillers.

Le goût

C'est le plus évident des sens de l'alimentation puisqu'il se traduit par « J'aime » ou « Je n'aime pas ». Les récepteurs du goût sont des fibres sensorielles situées dans les deux tiers antérieurs de la langue et reliées par l'intermédiaire de l'hypothalamus à certains points du cortex, où le goût de chaque aliment est immédiatement identifié.

Mais pour que l'appareil gustatif remplisse son rôle, il doit être stimulé par des molécules contenues dans la salive, ce qui suppose que les aliments aient séjourné au moins entre dix et vingt secondes dans la bouche.

On voit donc bien, encore une fois, à quel point il est important de ne pas avaler la nourriture à toute vitesse : on y perd tout le goût des aliments que le cerveau n'a pas le temps de reconnaître.

Le goût a pourtant une mission essentielle qui est de nous renseigner immédiatement sur certains aliments dangereux : un yogourt aigre, une huître avariée sont si mauvais qu'instinctivement vous les recrachez aussitôt. Ce sens n'est pas la simple expression du plaisir ou du déplaisir que peut vous procurer un goût sucré ou salé, il est aussi le support d'un instinct qui vous attire vers ce qui est bon pour vous et vous détourne de ce qui peut vous nuire.

Seule l'habitude ou plus exactement les mauvaises habitudes amoindrissent nos sens ou, ce qui revient au même, nous empêchent de les entendre et de leur obéir.

Je ne reviendrai pas sur ce que j'ai déjà dénoncé par ailleurs : les fast-food, les repas sur le pouce avalés dans le bruit et si vite que l'on ne sait même plus ce que l'on mange. Mais j'aimerais, en guise de conclusion, vous raconter une simple expérience menée par des médecins auprès d'enfants et d'adultes.

Ils ont disposé sur des tables toutes sortes d'aliments et laissé leurs cobayes choisir ce qu'ils voulaient. Ceux, jeunes ou vieux, qui avaient l'habitude de consommer des nourritures sucrées (gâteaux, bonbons, sucreries, pâtisseries...) se sont, dans un premier temps, précipités sur les aliments sucrés, à l'exclusion de tout autre.

Les autres, habitués à une nourriture plus saine et plus équilibrée ont choisi d'abord les protéines, les légumes et les fruits.

Au bout de quelque temps, les premiers ont d'eux-mêmes délaissé les sucreries pour revenir à une alimentation équilibrée.

Ils avaient écouté leur instinct.

Quel poids idéal ?

On a beau donner des recettes et la formule mathématique du poids « idéal » en fonction de la taille — 10 kilos de moins que le nombre de centimètres au-dessus du mètre, par exemple, 60 kilos pour 1,70 mètre — chacun de nous connaît bien, sans avoir à faire de savants calculs ni même à monter deux fois par jour sur sa balance, son poids de forme, qui est celui où l'on se sent bien dans sa peau, où jupes et pantalons ferment sans forcer, et où l'on ose rentrer une chemise dans son jean au lieu de la laisser flotter pardessus.

Ce poids de forme qui, pour chacun de nous correspond à sa morphologie, à son tempérament, à sa personnalité, n'est pas si difficile à atteindre et à garder. A une condition expresse : renoncer une fois pour toutes aux miroirs aux alouettes, aux promesses fallacieuses, aux conseils plus ou moins bien intentionnés des amis et aux discours illusoires des charlatans.

Pour trouver son *poids,* il faut trouver son *régime* et son *hygiène* de *vie*. Et, avant de vous dire comment, je dois vous mettre en garde.

— *Méfiez-vous des médecins* qui vous promettent de vous faire maigrir trop rapidement. Ils y parviendront sûrement mais au prix de votre santé, de votre fatigue, de votre équilibre nerveux, et généralement vous reprendrez les kilos perdus aussi vite avec, en prime, quelques-uns supplémentaires.

— *Ne prenez pas de médicaments* : il n'existe *aucun* médicament « amaigrissant ». Les cocktails pudiquement baptisés « homéopathiques » que l'on fait préparer en pharmacie sont toujours des cocktails explosifs, à base d'extraits thyroïdiens et d'amphétamines. On ne compte plus le nombre de dépressions et même de suicides dont ils sont responsables.

— *Renoncez aux régimes miracles.* Tout régime qui vous fait perdre plus de deux kilos par semaine est inefficace et dangereux. Les nutritionnistes ont recensé depuis la guerre 540 livres sur des régimes, tous prétendument extraordinaires ; pas un seul n'est valable.

— *Ne vous laissez pas aller* : perdre deux ou trois kilos, ça va. Au-dessus, chaque gramme pèse une tonne et s'en débarrasser n'est facile que si l'on est bien gardé et persévérant.

Calculez votre poids... à deux kilos près

Notre poids varie, et il n'est pas rare de prendre pour un seul repas trop copieux, un, deux, voire trois kilos du jour au lendemain. C'est *normal.*

Si vous faites un peu attention dans les jours qui suivent, vous reperdrez ces kilos en moins d'une semaine.

Notre métabolisme est ainsi fait qu'il admet des variations de ce genre tout à fait naturellement. Songez qu'un tennisman peut perdre quatre kilos en un seul match et les reprendre en quarante-huit heures !

Simplement, tenez-en compte. Et si votre poids est important pour vous, si vous vous êtes fixé une barre que vous ne voulez en aucun cas dépasser, maintenez-vous en régime de croisière, un ou deux kilos *en dessous.* Vous éviterez les mauvaises surprises au premier dîner de fête.

Et, lorsque vous parlez de poids, ne dites pas : je pèse

50 kilos, mais entre 50 et 52 kilos. Ce sera plus juste.

Tirez là aussi la conclusion qui s'impose : les écarts sont autorisés, et même conseillés pour le moral, ils ne doivent pas être nombreux. Un gueuleton par semaine, c'est bien, deux, c'est trop.

La barre des cinq kilos

De l'embonpoint au début de l'obésité, la frontière est fragile et bien des problèmes de poids pourraient être évités si l'on connaissait mieux cette règle, vérifiée par tous les spécialistes : autant il est facile avec un régime approprié et un peu d'exercice de perdre deux ou trois kilos superflus, autant il est difficile de maigrir lorsqu'on a dépassé la barre des cinq kilos. Personne, jusqu'ici, n'a pu trouver d'explication scientifique à ce phénomène. Pourtant, il se confirme chaque fois, comme si le corps, passé cette frontière, continuait à grossir anarchiquement sans que rien, ou presque, ne puisse l'arrêter. De cinq, on passe très vite à six, sept, voire huit kilos, et si on en reperd un ou deux, on les reprend presque systématiquement. Si bien qu'il faut souvent des mois d'efforts pour retrouver enfin un poids normal.

Encore cette victoire n'est-elle pas totale : comme un alcoolique, même guéri depuis de longues années, peut « replonger » avec un seul verre d'alcool, un ex-gros peut regrossir, des années après, en faisant quelques écarts, anodins pour d'autres. Car quelque part dans notre mémoire biologique sont inscrits ces huit ou dix kilos perdus, mais prêts à être regagnés.

Lorsqu'on a pris ainsi plus de cinq kilos il faut, sans hésiter, se faire aider par un nutritionniste, admettre que l'on ne peut s'en sortir seul, éviter à tout prix de faire des régimes fatigants, inutiles et mal adaptés, et savoir que toute sa vie on devra, désormais, faire très attention. Mieux vaut évidemment s'arrêter avant et réagir dès que l'on a deux ou trois kilos à perdre, ce qui est facile avec un peu de volonté, un régime adapté et quelques exercices.

Odette

Lorsqu'elle m'appela pour s'inscrire à un stage à ma « ferme de bien-être », Odette m'expliqua qu'elle avait un problème de poids. Je lui conseillai de se libérer pour deux semaines.

Divorcée de quarante-huit ans, Odette portait encore tant bien que mal, vingt-cinq ans après, les vingt kilos qu'elle avait pris à la naissance de sa fille. Sympathique, pleine de charme et d'humour, elle le racontait en se moquant d'elle-même, mais sans acrimonie.

De toutes mes patientes, Odette restera sans doute celle qui participa le plus activement et le plus joyeusement à sa perte de poids. Elle eut pourtant du mal, souvent, à suivre mes conseils.

Odette ne connaissait pas son propre corps qu'elle avait ignoré superbement toute sa vie durant. Elle n'avait jamais fait de gym ni de vélo, ne savait ni bouger ni respirer, et avait une peur viscérale de l'eau. Les premiers cours de gym furent pour elle une découverte exigeant un effort certain, qu'elle accepta grâce à son heureux caractère.

Odette avait la désastreuse habitude de se bourrer de coupe-faim et de diurétiques, et de considérer qu'une tasse de café noir et une biscotte à peine effleurée de beurre allégé pouvaient constituer un petit déjeuner. Au bureau, elle était sans doute la meilleure cliente de la machine à café, et à midi elle mangeait, le plus souvent debout, un croque-monsieur ou un sandwich sans se détendre une seule seconde.

Elle avait beaucoup consulté : nutritionnistes, diététiciens... mais les vingt kilos étaient toujours là, et bien là. Vingt kilos, c'est beaucoup, je mis Odette au régime d'attaque.

Les deux premiers jours, dits de décrassage, elle n'eut droit qu'à des bouillons de légumes. Elle fit un peu de gymnastique douce, une longue sieste, et vint à la piscine avec nous... en voiture.

Le troisième jour, je la forçai à prendre ce que j'appelle un petit déjeuner *couteau-fourchette*, c'est-à-dire solide : deux tartines de pain grillé et un œuf à la coque, accompagnés d'une infusion de thym et romarin.

Au déjeuner et au dîner, elle mangea normalement avec les autres stagiaires, en réduisant les quantités et en supprimant les desserts.

Au bout d'une semaine, Odette avait faim, et nous crûmes qu'elle allait craquer. Son organisme pompait dans ses réserves, son métabolisme était déstabilisé. Elle a tenu bon.

Peu à peu, elle a accepté les repas réguliers et équilibrés, adoré la gym et fait avec nous le chemin de la piscine à vélo : sept kilomètres aller, et sept au retour.

Elle n'a évidemment pas perdu vingt kilos en quinze jours, mais cinq, les plus durs. Sans l'association hygiène alimentaire-activité physique d'endurance-thérapie manuelle, elle n'y serait jamais parvenue.

Quand Odette a quitté la ferme de bien-être, je savais — et elle aussi — qu'elle était sur la bonne voie. Un an plus tard, elle avait retrouvé son poids d'avant sa fille, son poids de jeune fille.

Trois ou cinq repas par jour

Pour un individu normalement constitué, travaillant raisonnablement et prenant un solide petit déjeuner, trois repas par jour constituent un nombre idéal. Mais il est conseillé d'ajouter à ces trois repas deux collations vers 10 heures et 17 heures, dans ces trois cas.

— *On travaille intensément*, physiquement ou intellectuellement, ou si l'on doit accomplir un effort important (sportifs, travailleurs manuels) et qu'il est nécessaire de compenser une perte importante d'énergie.

— *On a tendance à prendre du poids.* En fractionnant la prise alimentaire en cinq repas, on oblige l'organisme à brûler plus de calories (la digestion représente un travail).

On sera aussi moins tenté de faire des excès à un repas si l'on n'attend pas d'être « mort de faim » pour passer à table.

— *On traverse un moment un peu difficile* : ces collations, en permettant de s'alimenter régulièrement, sans à-coups ni coups de pompe, seront une compensation du même type que celle qui jette les boulimiques ou les grands anxieux sur la nourriture lorsqu'ils se trouvent face à un problème qu'ils sont incapables de résoudre. Mais avec un énorme avantage : prises à heures fixes et soigneusement équilibrées, ces collations auront un effet régulateur sur le système neurovégétatif au lieu de le perturber.

Les grands sportifs ont bien compris l'intérêt de cette méthode et systématiquement, après un copieux petit déjeuner, répartissent leur alimentation en quatre, voire cinq petits repas au cours de la journée.

Composition d'une collation

Au choix :
Yogourt ou lait
Fruits (pomme, banane, orange, pamplemousse...)
Un morceau de chocolat
(ne pas dépasser trois ou quatre carrés par jour)
Un morceau de fromage.
Boisson : eau, thé léger, infusion, jus de fruits frais.

Mieux vaut dîner tôt

Il est déconseillé de se coucher juste après avoir dîné, surtout si on a fait un bon repas. Il suffit d'un peu de bon sens pour comprendre pourquoi : pendant le sommeil, l'organisme tout entier fonctionne au ralenti, et il faut bien plus de temps pour digérer et assimiler.

L'idéal est d'attendre une heure et demie ou deux heures pour se mettre au lit après le repas du soir et, à défaut d'exercer une réelle activité physique, de bouger ou de marcher un peu. Pourtant, c'est toujours lorsqu'on mange le plus, lors de dîners entre amis ou au restaurant, par exemple, qu'on dîne le plus tard.

Surchargé, le foie élimine alors mal les toxines et on paye généralement ces bonnes soirées d'un mauvais sommeil et d'un réveil difficile.

Les poisons de l'alimentation

Si vous êtes atteint d'un trouble fonctionnel pendant la cure d'attaque indispensable de six semaines, supprimez totalement les aliments suivants et usez-en ensuite avec modération (voir *Les Chemins du bien-être*).

Les plats et produits à base de farine blanche

Pizza, pain blanc, biscuits et pâtisseries, béchamel et toutes les sauces à base de farine blanche, soufflés, crêpes, etc. La farine blanche, contrairement aux farines complètes, est très lourde à digérer, provoque des flatulences, des ballonnements et encrasse le système digestif.

Les sucres à assimilation rapide

Sucre, boissons sucrées, bonbons, confitures, pâtisseries irritent la muqueuse stomacale, sollicitent exagérément le pancréas, qui sécrète trop d'insuline, congestionnent le foie parce qu'ils sont très difficiles à éliminer. Ils n'ont par ailleurs aucune fonction d'excitant du système nerveux.

Le lait et le fromage blanc

Même à 0 % de matière grasse, pour les adultes, le lait ralentit considérablement la digestion, provoque des flatulences intestinales, constipe, alourdit le psychisme, provoque parfois de véritables intoxications.

Les fritures

Frites, beignets, viandes et poissons panés, poissons passés dans la farine avant d'être cuits dans la poêle, grillades carbonisées au feu de bois, etc. Elles provoquent des gastrites, un ralentissement de la digestion, donnent des flatulences et des gaz.

Le café

Plante des pays tropicaux, le café n'est pas — on l'ignore trop souvent — métabolisable par nos organismes occidentaux des régions tempérées ou froides, qu'il intoxique, car il contient des purines (toxines parmi lesquelles on compte, par exemple, l'acide urique). Les intoxications par le café provoquent des migraines, de l'hypertension et, quand son effet disparaît, de dangereux « coups de pompe ». Il entraîne une augmentation de l'agressivité, de la nervosité, de l'émotivité, de l'anxiété. Pris à jeun, il entraîne, à la longue, une hypersécrétion des sucs gastriques, des maux et des brûlures d'estomac, des nausées, des aigreurs et peut provoquer une gastrite.

Le café au lait

C'est la bombe du matin, malheureusement base habituelle des petits déjeuners français. Les effets conjugués du tanin du café chaud, de la caséine et de l'albumine du lait forment un mélange indigeste. La chicorée a un effet complètement inverse, et vous pouvez avantageusement remplacer l'un par l'autre.

Si, au bout de six semaines, vous éprouvez l'envie de réintroduire ces aliments dans votre nourriture, faites-le, mais sans excès.

MON GUIDE DES ALIMENTS LES PLUS COURANTS

Les produits laitiers

Le lait

Riche en protéines et en calcium, le lait est sans conteste l'un des meilleurs aliments pour les adultes et les enfants.

Il apporte de surcroît du calcium, du phosphore, du magnésium, du soufre, du sodium, du potassium, du lactose, glucide qui favorise l'assimilation du calcium et des vitamines : B2, mais seulement dans le lait entier, A et D. En revanche, le lait contient très peu de vitamines C.

Certaines personnes sont allergiques au lait. Ce sont souvent les gens auxquels on a cessé de donner du lait trop tôt dans leur enfance. Lorsqu'ils en boivent longtemps après, étant devenus adultes, ils manifestent leur intolérance, voire une réelle allergie. Ces troubles s'estompent souvent s'ils se réhabituent lentement et progressivement.

Le lait est déconseillé aux personnes souffrant de colite, de ballonnements ou autres troubles neurovégétatifs. Il est préférable, en ce cas, de le supprimer complètement pendant un mois ou deux, puis de le réintroduire progressivement dans l'alimentation.

Le fromage

Le fromage possède les mêmes qualités diététiques que le lait, mais il a deux défauts.

— *Il fait grossir* et est, par conséquent, déconseillé aux personnes qui veulent maigrir.

— *Il est lourd à digérer* et peut donc être mal toléré.

Dans tous les cas, il est conseillé de le consommer en dehors des repas.

Le yogourt

Le yogourt nature favorise l'assimilation du calcium et apporte la même valeur nutritive qu'un verre de lait, tout en étant peu calorique (60 calories).

Les féculents

Les féculents comprennent : le pain, les céréales, les légumes secs, les pommes de terre, les pâtes, le riz, les semoules.

Les féculents sont des glucides à assimilation lente, indispensables à une alimentation équilibrée.

Ils sont notamment recommandés aux grands sportifs et aux enfants.

Mangés lentement, ils sont particulièrement digestes et apportent à l'organisme, et spécialement au système musculaire, l'énergie nécessaire pour supporter des efforts soutenus.

Ils sont la base de l'alimentation des joueurs de tennis, danseurs, skieurs, coureurs de fond...

Conseil

Je conseille à mes patients, si leur système neurovégétatif est fragile, de cuire les féculents dans *trois eaux différentes* pour éliminer au maximum l'amidon qu'ils contiennent et qui est difficile à digérer.

Au bout de trois minutes dans l'eau bouillante, les féculents rejettent une partie de leur amidon — l'eau devient blanchâtre. Il faut alors les verser dans une passoire, les rincer à l'eau fraîche et reprendre la cuisson dans une nouvelle eau.

Au bout de deux ou trois rinçages, les féculents auront perdu leur amidon, mais conservé leurs excellentes propriétés de protéines végétales.

Ils ne vous feront pas grossir, mais augmenteront votre potentiel énergétique et auront une action bénéfique sur votre peau, vos cheveux et vos ongles.

Les féculents sont déconseillés dans deux cas.

— *Obésité*. Demandez conseil à votre médecin.

— *Troubles neurovégétatifs* sévères. Il faut les diminuer sérieusement, sans les supprimer tout à fait.

Mangez des pâtes et du riz

Quelques régimes imbéciles ont largement répandu l'idée qu'il fallait à tout prix éviter les féculents. Rien n'est plus faux. Le riz, les pâtes, mais aussi les lentilles, les petits pois, les haricots blancs, les pois chiches sont des sucres lents tout à fait essentiels à notre alimentation.

Parce que leur assimilation est lente, ainsi que leur nom l'indique, le corps met longtemps à les assimiler, dépensant beaucoup de calories pour qu'ils se transforment en glucose et apportent de l'énergie au système musculaire.

Contrairement aux sucres rapides, reconnaissables à leur goût sucré, dispensateurs d'une énergie utilisable, et utilisée immédiatement, pour fournir un effort par exemple, les féculents rechargent la réserve d'énergie de l'organisme.

Si vous voulez maigrir, ne conservez qu'une petite quantité de féculents à chaque repas et augmentez les protéines — poissons, volailles.

Lorsque vous aurez atteint le poids désiré, réintroduisez-les petit à petit dans votre alimentation.

Les légumineuses

Les légumineuses sont en particulier : les petits pois, les pois chiches, les pois cassés, les haricots, les lentilles, les fèves.

Les légumineuses sont si riches en protéines — souvent plus que la viande — qu'on les appelle les protéines végétales. Elles apportent aussi du fer, du phosphore, du magnésium, du calcium. En revanche, il leur manque certains acides aminés essentiels.

Les légumes secs conviennent très bien aux organismes solides, aux travailleurs manuels, aux grands sportifs.

Consommées une ou deux fois par semaine en petite quantité, les légumineuses sont excellentes pour la santé et remplaceront la viande.

Mais n'en abusez pas : leur excès peut provoquer des intolérances, des fermentations intestinales, des migraines, des hémorroïdes, des rhumatismes, de la goutte.

Choisissez de préférence les légumineuses fraîches (petits pois) si vous avez tendance à avoir des problèmes digestifs.

Le pain

Le pain est l'aliment de base de l'alimentation de l'enfant et de l'adulte. A base de céréales, il apporte des glucides à digestion lente, mais aussi des protéines et des vitamines du groupe B.

Contrairement à ce que l'on dit souvent, *le pain ne fait pas grossir* et les nutritionnistes conseillent d'en consommer 150 à 250 grammes par jour, même en cas de régime amaigrissant.

Le pain est très digeste si on le mastique bien pour qu'il se mélange intimement à la salive. Si on l'avale sans le mâcher, il peut provoquer des ballonnements, des flatulences, des gaz, des lourdeurs.

Il est préférable de consommer le pain le matin, au petit déjeuner. Les enfants peuvent le prendre aussi pour le goûter. Tous les pains sont autorisés, mais la mie de pain blanc, le pain trop frais ou chaud, le pain complet et le pain au son sont plus lourds à digérer que le pain légèrement rassis ou le pain de campagne.

On dit que le pain au son est efficace contre la constipation : c'est vrai dans la mesure où il contient beaucoup de fibres, mais deux ou trois verres d'eau pris à jeun au réveil seront tout aussi efficaces et bien plus digestes.

Les protéines

La viande

La viande est riche en protéines et en acides aminés essentiels, ainsi qu'en vitamines — toutes les vitamines B, et, notamment la vitamine B12 — et en fer, mais elle contient aussi des graisses. Il est préférable de ne pas en manger plus de deux fois par semaine.

Choisissez une viande maigre de première catégorie, ainsi que les morceaux pris dans les cuisses ou le dos de l'animal. Si vous achetez de la viande hachée, exigez que le boucher la prépare devant vous, et consommez-la dans les quelques heures qui suivent. Évitez de cuire la viande dans des graisses : préférez les grillades, les rôtis, les cuissons à l'étouffée. La viande rouge peut être remplacée par une viande blanche ou une volaille, moins grasse ; des légumes secs ; des céréales.

Un conseil : si vos enfants n'aiment pas la viande rouge, ne les forcez pas à en manger.

Le poisson

De même valeur protéique que la viande, le poisson est beaucoup plus digeste parce qu'il contient moins de matières grasses.

On peut en manger tous les jours sans inconvénient : truites, rougets, raies, saumons, dorades, soles...

Les fruits de mer sont à consommer une ou deux fois par semaine : crabes, crevettes, langoustines, huîtres, moules...

Les plats en sauce

L'organisme ne peut digérer les plats en sauce ou trop gras. Ceux-ci laissent donc à la longue sur les parois artérielles des dépôts de cholestérol. Les vaisseaux durcissent, la circulation se ralentit, et les maladies cardio-vasculaires apparaissent.

Un conseil : si vous avez un faible pour les plats en sauce et les nourritures un peu riches, n'en prenez pas plus d'une fois par semaine. Et, le lendemain, faites attention pour permettre à votre organisme de bien éliminer.

La charcuterie

Les charcuteries sont riches en protéines, mais surtout en graisses saturées, et il est peu recommandé d'en consommer très souvent. Le jambon et certaines saucisses sont relativement peu caloriques, mais les pâtés et autres rillettes sont de toute évidence à classer dans les aliments qui font grossir.

Elles sont faciles à utiliser.

Mon conseil : pas plus d'une fois par semaine.

Les œufs

L'œuf est sûrement l'un des aliments auxquels s'attachent le plus d'idées fausses. Voici la vérité.

— *L'œuf est plus nourrissant que la viande* (chaque œuf contient 8 grammes de protéines). Il contient également des sels minéraux et des vitamines.

— *Il est bien plus digeste* et il ne fait pas mal au foie ; on peut en manger de 2 à 6 par semaine sans aucun inconvénient.

Les consommer de préférence mollets ou à la coque ; le blanc doit être coagulé et le jaune encore fluide. Seuls les œufs durs sont difficiles à digérer, car les sucs digestifs ont du mal à les attaquer.

— *Il n'augmente pas le taux de cholestérol.* Sa consommation n'est jamais suffisante pour expliquer une augmentation importante du taux de cette substance dans le sang.

Les graisses et les huiles

Le beurre

Il contient des lipides (82 à 84 %) et de l'eau (12 à 16 %). C'est une excellente source de vitamine A. Mais il est riche en cholestérol et en acides saturés, et il faut éviter d'en consommer plus de 30 grammes par jour.

Les obèses et les patients atteints de pancréatite doivent l'éviter le plus possible.

Il se digère mieux cru que cuit, car il se dénature au-dessus de 130°.

Il faut dont l'utiliser avec modération. Méfiez-vous de la cuisine au beurre !

La margarine

Elle peut être d'origine animale ou végétale. Elle est moins digeste que le beurre et tout aussi calorique.

Cuite, elle se dénature comme le beurre au-dessus de 130° et ne supporte pas la friture. Il est déconseillé de l'employer dans les pâtisseries.

Les huiles

Sont des corps gras pratiquement purs qu'il vaut mieux consommer en petite quantité.

Les huiles de maïs, de tournesol, de soja apportent autant de calories que les autres (900 pour 100 grammes).

Le chocolat

On en dit du mal et pourtant... le chocolat est énergétique, tonique, riche en vitamine B, en magnésium, en potassium, en phosphore et en fer. C'est un bon aliment de l'effort.

Le chocolat est un compagnon de chaque jour et occupe une place d'honneur dans toutes les fêtes. Humez-le, croquez-le, dégustez-le doucement en toute bonne conscience. Comble de la gourmandise accessible à tous, il a ses adeptes, dont ma famille, mes amis et mes patients.

On a même découvert qu'il apaise les chagrins d'amour !

Malgré tout, n'en abusez pas, car il est aussi :

— calorique, 500 calories pour 100 grammes, et il ouvre l'appétit ;

— souvent enrichi en additifs divers (lécithine, vanille...).

Évitez les chocolats trop bon marchés qui sont plus riches en sucre, ainsi que les chocolats au lait et blanc, qui sont plus caloriques. Choisissez le chocolat noir, plus digeste.

Les fruits

Les fruits sont riches en eau, en fibres et en sucre. Ils sont riches en potassium et pauvres en sodium. La plupart contiennent du calcium. Ils ont donc une bonne valeur énergétique, mais peuvent aussi présenter quelques inconvénients.

Médecins, nutritionnistes, naturopathes... ont sur les fruits des avis différents. Pour certains, il faut les consommer au début du repas, pour les autres, cela n'a pas d'importance. Les uns déconseillent de les mélanger avec tout autre aliment, les autres préconisent de les prendre le matin à jeun.

Pour ma part, après avoir essayé et fait essayer toutes les solutions possibles à des patients atteints de troubles neurovégétatifs, j'ai pu faire quelques observations.

— Les fruits pris à jeun le matin irritent l'estomac. Pour éviter cet inconvénient, boire deux grands verres d'eau dix minutes au moins avant le petit déjeuner. Mais une personne en bonne santé peut sans inconvénient prendre des fruits le matin.

— Certaines personnes digèrent mal les fruits pris à la fin du repas. Mais seule l'expérience permettra de juger si c'est votre cas. Prenez alors des fruits en dehors des repas, et si possible dans la journée plutôt que le soir.

— Un ou deux fruits par jour sont suffisants.

— Les fruits cuits ou en compote sont parfois plus digestes s'ils sont mangés immédiatement, mais perdent beaucoup de leurs vitamines.

Les liquides

L'eau

L'eau nous est indispensable. Elle baigne nos fibres, transporte les éléments nutritifs dans l'organisme, participe aux échanges cellulaires, ralentit le vieillissement.

Tous les aliments en contiennent, et une partie de l'eau dont nous avons besoin est donc absorbée en même temps que l'alimentation.

Mais cela ne suffit pas.

Il faut donc boire de l'eau chaque jour, en quantité suffisante et ne jamais attendre le moindre signe de déshydratation (bouche sèche, peau sèche, fièvre...).

Boire nous est donc aussi naturel que respirer.

— *Le matin au réveil,* buvez un ou deux grands verres d'eau à jeun.

— *A table,* un ou deux verres par repas suffisent.

— *Pendant la journée* : 1 à 1,5 litre (cette quantité peut augmenter de manière importante en cas d'activité physique intense, par exemple).

— *Buvez lentement,* à petites gorgées : l'eau ne doit pas tomber lourdement dans l'estomac.

— *Buvez tempéré* : l'eau glacée ou brûlante attaque brutalement la paroi stomacale.

Méfiez-vous de l'eau du robinet

L'eau potable l'est de moins en moins et les spécialistes s'alarment.

On y retrouve de plus en plus souvent des traces de nitrates (utilisés dans les engrais agricoles) en quantité supérieure à celle considérée comme acceptable. Dans les régions comme la Beauce, l'eau est carrément impropre à la consommation. Les nitrates provoquent un syndrome parfois mortel, dit cyanose du nourrisson, et ils sont soupçonnés d'être cancérigènes. Si vous êtes dans une région à risque, il est prudent de boire de l'eau minérale.

Les eaux minérales

Choisissez, si vous en consommez beaucoup, une eau peu minéralisée : Evian, Volvic...

Les eaux très minéralisées (Vichy, Contrexéville...) contiennent des principes actifs, et seul votre médecin saura vous conseiller celle qui vous convient.

Les infusions

Les tisanes ont bonne réputation, et certaines possèdent certainement des propriétés dont il faut tenir compte.

Personnellement, je considère qu'elles sont un bon moyen d'hydratation en respectant ces conditions.

— *Eviter les infusions irritantes* (amincissantes, laxatives).

— *Choisir systématiquement des infusions de fleurs ou de plantes calmantes et adoucissantes* : camomille, verveine, romarin, thym, tilleul.

— *Un conseil* : buvez l'infusion tiède, une demi-heure avant ou après le repas et évitez les mélanges sauvages.

Chaque plante a des propriétés spécifiques et si on admet que, bien utilisée, elle soigne, il faut savoir aussi que, prise dans de mauvaises conditions par un profane, elle aura l'effet inverse.

On ne compte pas les irritations, diarrhées, brûlures, déminéralisations, gastrites... dues à une utilisation inconsidérée de plantes ou de fleurs sous prétexte que tel auteur célèbre en avait fait l'éloge.

Les vins et les alcools

L'alcool, sous toutes ses formes, est dangereux pour l'organisme.

Il attaque le système nerveux, diminue les réflexes. Il faut y renoncer totalement si on conduit ou si on exerce un métier demandant une certaine vigilance (les usines, les chantiers...).

Plus gravement encore : il détruit les cellules, provoquant un vieillissement prématuré de tous les organes et le flétrissement de la peau. Il amoindrit nos défenses immunitaires.

En moindre quantité, il rend agressif, violent, anxieux et, comme toute drogue, a des conséquences non seulement physiques mais psychologiques.

Faut-il supprimer totalement l'alcool ?

Il serait malgré tout dommage de l'interdire dans un pays qui produit les meilleurs alcools et vins du monde. Mais il faut être intraitable sur les quantités : l'alcool peut être un plaisir, il peut aussi détruire un individu. Il reste, aujourd'hui encore, une des principales causes de mortalité en France.

La règle d'or, pour l'alcool plus que pour tout autre aliment, doit être la modération.

— Ne buvez jamais d'alcool à jeun.

— N'obligez pas votre organisme à assimiler et éliminer plusieurs doses d'alcool par jour : boire ne doit pas devenir systématique.

— Méfiez-vous de cet alcoolisme insidieux, qu'on appelle mondain et qui s'installe sans que nous en ayons conscience, de cocktails répétés en dîners trop arrosés.

— Ne mélangez jamais les alcools : le mélange apéritif plus vin et digestif est explosif.

Le vin

Mieux vaut boire un très bon vin de temps en temps (sans dépasser un demi-litre par repas) que tous les jours un vin ordinaire. Méfiez-vous des vins trafiqués ou coupés toujours acides.

Vous éviterez ainsi les inconvénients du vin pour profiter de ses qualités qui, bien utilisées, ne sont pas négligeables.

Le vin contient, outre 80 % d'eau, du glucose, du fructose, du potassium, du calcium, du magnésium, du sodium et — en petites quantités — des vitamines.

Grâce à son tanin et à sa légère acidité, il facilite la digestion des viandes et du fromage et exerce une action tonique.

La bière

Boisson fermentée à base d'orge germé, d'eau, de houblon, de levure, la bière contient des glucides (4 à 7 %), du sodium, du potassium, du magnésium et quelques vitamines du groupe B.

Sa teneur en alcool varie généralement de 2 à 5,5 %.

Comme toutes les boissons gazeuses, elle peut provoquer ballonnements et coliques, et elle fait grossir.

Elle est déconseillée en cas de troubles neurovégétatifs, d'ulcère, de gastrite, de colopathie, de hernie diaphragmatique et dans les régimes amincissants.

Chez les individus en bonne santé, bue ni trop vite ni trop glacée, et en quantité modérée, elle stimule les fonctions digestives.

J'ai soigné, tout au long de ma vie, des patients atteints de colite, de spasmes, de ballonnements, de constipation, d'intoxications chroniques plus ou moins sévères dont ils ignoraient l'origine. Souffrant physiquement de leur ventre, ceux-là étaient prêts à comprendre que leur santé dépendait de leur manière de se nourrir.

J'ai traité des patients souffrant du dos, de la tête, des articulations, qui s'étonnaient quand je traitais longuement leur ventre avant de m'intéresser à leur colonne vertébrale et étaient sceptiques quand je leur demandais de suivre ma méthode.

J'ai reçu des centaines d'hommes et de femmes détruits par des régimes plus ou moins équilibrés, parfois aberrants, et qui voulaient encore et seulement maigrir. Comme si leur corps était une sorte de ballon dont il suffit d'arracher la valve pour qu'il se dégonfle. Aucun de ceux-là n'était prêt à admettre, au moins au début, que maigrir ou grossir ne sont pas des opérations techniques sans origine ni incidences. Aucun ne me parlait de la santé de leur ventre et encore moins de leur métabolisme.

Il n'y a pas de miracle. Il faut de un à deux mois pour se rééquilibrer, quelques mois pour se stabiliser. Quand la fonction assimilation-élimination est rétablie, ceux qui doivent perdre du poids maigrissent, ceux qui sont trop maigres grossissent. Naturellement, spontanément, sans médicaments ni régime.

La méthode est simple, il faut juste un peu de constance et de patience. Le thérapeute est là pour accompagner son patient, le convaincre, l'empêcher de tout abandonner au moment où il en a assez. Ensuite, c'est à vous de jouer, sans vous priver. Le plaisir, vous le disiez, c'est la liberté.

Bouger

Nous ne nous aimons pas. Étrange constatation. Je comprends parfaitement que l'on accepte mal de ne pas répondre aux critères actuels de la beauté, qu'on souffre d'être moche, rondouillard, chauve ou boutonneux, mais le refus de soi va aujourd'hui bien au-delà de cela.

Et je ne connais pratiquement personne qui, simplement, soit content de ce qu'il est, aime son corps, soit capable d'en parler et de le montrer sans honte.

Je vois des filles superbes s'angoisser pour trois grammes de cellulite quasi indiscernables, des femmes, au corps jeune et ferme encore, s'inventer des disgrâces quand elles ont à peine une imperfection, des hommes s'échiner sur des appareils pour galber leurs muscles. J'entends en permanence un concert de lamentations. Bref, nous vivons mal avec nos corps, et c'est bien dommage.

Car être mal dans sa peau, ce n'est pas seulement avoir du vague à l'âme. C'est aussi, au sens propre, se sentir gêné par l'enveloppe charnelle qu'on a reçue en partage et il est facile d'évaluer les conséquences de ce genre de désaveu : à force d'imaginer dans le regard des autres je ne sais quel reproche, voire — pourquoi pas ? — du dégoût, on se tient, on marche, on bouge autrement.

On y pense, on se brime, on se présente comme ci, ou comme ça, pour ne pas montrer son nez ou ses mollets, on est déprimé ou agressif, et les autres, c'est un fait, finissent par penser que nous ne sommes ni décontractés ni très ouverts.

Le corps à la mode

Au départ, admettons une bonne fois que personne n'est coupable. On naît avec des traits, une silhouette, des caractéristiques physiques que l'on n'a pas choisis et qu'il faut assumer. Certains sont avantagés, d'autres apparemment mal lotis. Les enfants, qui ne se font pas de cadeaux, le savent et en jouent déjà avec art. Mais le sort ne distribue pas plus justement l'intelligence, le charme ou l'humour dont le manque est nettement plus difficile à combler. Et, très vite, se dessinent les caractères : certains se renferment sur eux-mêmes, d'autres compensent ou se servent de ce qui, en eux, n'est pas conventionnel pour faire de la provocation. Mais personne, aucun être humain, n'est insensible à l'image que lui renvoie son miroir, et encore moins au regard, impitoyable, de la société dans laquelle il vit.

Car il ne suffit pas d'être beau en fonction de canons types et valables pour tous, non, être beau n'a qu'un sens : plaire à ceux qui nous entourent, donc répondre le plus exactement possible aux critères en vogue à l'endroit où l'on vit, au moment où l'on est. Et plus la mode est au corps, plus il semble important d'être aux normes pour bénéficier de cette bienveillance réservée à ceux que l'on trouve attirants. Or, sur ce plan-là, notre époque supplante largement celles qui l'ont précédée. Imaginerait-on une star affligée d'une jambe de bois comme Sarah Bernhardt ou un bossu à la tête d'un parti politique quand l'audimat plébiscite le B.C.B.G. aux dents blanches et mèches impeccables ?

La télévision n'étant que la partie la plus visible de l'iceberg, la plupart d'entre nous sont peu ou prou confrontés à l'impérieuse nécessité de plaire ou d'en pâtir. Passé la cour de l'école, le désastre s'accroît au lieu de s'estomper. Les vendeuses doivent être jolies et les jeunes filles au pair séduisantes. Un journaliste doué mais laid peut faire une carrière à condition de ne pas être tenté par l'audiovisuel, et, dans la pub, la moindre secrétaire doit pouvoir passer dans *Elle* au pied levé.

Les malades préfèrent les infirmières accortes, et si un professeur a le malheur de loucher, on peut parier qu'il ne passera pas la semaine de la rentrée sans un chahut généralisé. Je m'arrête, mais la liste pourrait être allongée indéfiniment, et ne croyez pas que dans la fonction publique ou les assurances les choses soient différentes. Aujourd'hui, on se moque à peu près des idées politiques des autres, et totalement de leurs principes moraux, si tant est qu'ils en aient, mais pas de leur physique, et cela explique largement le délire masochiste qui conduit bon nombre d'entre nous soit à geindre sur un sort qu'ils estiment contraire, soit à passer leur vie à tenter de changer le corps dont la nature les a dotés.

La seconde solution me paraît à tout prendre préférable, car elle est dynamique. Si nous ne pouvons changer de corps purement et simplement, nous sommes au moins responsables de ce que nous faisons du nôtre. Sous réserve de rester dans les limites du raisonnable : les psychoses du corps ne sont pas les plus simples à soigner.

On a le droit de ne pas s'aimer

Je pourrais tenir un discours vertueux sur le thème : pourquoi s'obnubiler sur un problème physique alors que d'autres choses sont tellement plus importantes ?

Si je n'avais appris, au fil des ans, que lorsque quelqu'un déteste une partie de lui-même ou, pire, se trouve disgracieux, aucun discours n'y changera rien. Le professeur Raymond Vilain, qui fonda à l'hôpital Boucicaut, à Paris, la consultation de la silhouette, s'étonnait encore, à la fin de sa vie, qu'une femme dont les seins pendaient lamentablement ne lui parle que de sa culotte de cheval qu'il n'avait pas remarquée. Et les chirurgiens plasticiens reçoivent sans arrêt des candidats à une opération dont l'indication semble pour le moins spécieuse alors qu'une opération différente serait, à leurs yeux, fort utile. Tant il est vrai que nous ne nous voyons pas comme les autres nous voient. Et, finalement, peu importe. Si nous nous trouvons un défaut, nous adoptons les comportements qui vont avec, même si ce défaut n'existe que dans notre imagination. Si votre délicieux nez en trompette fait le bonheur de votre entourage mais que vous êtes intimement persuadée d'avoir le nez de Cyrano, vous lèverez la tête un peu trop haut, souffrirez le martyre à l'idée qu'on vous voie de profil et porterez des chapeaux qui ne vous iront pas puisqu'ils siéront à un appendice imaginaire, pourtant, à vos yeux, présent.

Partons donc du seul principe acceptable : si vous ne vous plaisez pas, il y a forcément quelque chose à faire. La première étant de renoncer à prendre l'avis de tous ceux qui vous entourent : ceux qui vous aiment vous mentiront pour vous faire plaisir, les autres vous mentiront pour avoir la paix. On est toujours seul face à ses complexes.

La suite est affaire de choix. Vous pouvez décider d'être Madonna, petite bonne femme ordinaire transformée, par sa seule volonté, en bombe sexuelle des années quatre-vingt-dix, ou cacher sa misère sous des jupes gitanes et des marinières. Demandez-vous seulement qui vous voulez être, et pourquoi. Et, au passage, qui vous pouvez être.

Chirurgie esthétique : la manière forte

On a tout dit sur la chirurgie esthétique : allez-y, n'y allez jamais, faites-le, faites gaffe, les praticiens sont des magiciens ou des charlatans... Tout le monde connaît des exemples : « Mme X est tellement tirée depuis son lifting qu'elle ne peut plus sourire » ; et des contre-exemples : « Vous avez vu une telle ? C'est génial, elle a perdu dix ans ! » Que reste-t-il de cette rumeur, des milliers de pages avec photos à l'appui publiées par les journaux, des livres en pagaille, des émissions, des débats et même des feuilletons : souvenez-vous de *La Vengeance aux deux visages* ? Il reste des inquiétudes, des interrogations, des peurs, avouées ou non, et toujours, au moment de sauter le pas, la question : tout cela en vaut-il bien la peine ?

Nathalie

L'une de mes filles a longtemps eu pour amie de classe une gamine charmante prénommée Nathalie, qui, sans conteste, aurait été mignonne sans un nez disgracieux comme on n'en voit plus guère, un nez long et crochu, un nez choquant dans ce visage d'enfant. Elle n'en parlait pas, nous non plus. Parce qu'elle avait lu *Les Chemins du bien-être*, elle m'a un jour demandé un rendez-vous. Timide, pas très à l'aise, elle s'exprimait peu et souffrait de maux de ventre fréquents. Je la soignais, elle se taisait. Ce n'est qu'au bout de la sixième séance qu'elle osa murmurer :

— Vous en pensez quoi, de mon nez ?

— Répondez-moi sincèrement : vous arrivez à l'oublier ou vous y pensez continuellement ? Vous vous en moquez ou vous en faites un complexe ?

Elle se mit à pleurer :

— Mais il est horrible, je ne pense qu'à ça. Je ne peux plus me supporter. Il y a des jours où je préférerais mourir. Je veux qu'on m'opère, mais mes parents ne veulent pas. Ils disent que c'est bien comme ça, que le Bon Dieu m'a faite et que si je change, ça me portera malheur. Vous ne pouvez pas leur dire, vous ?

J'étais effondré. Comment lui dire de surcroît que le traitement ne la mènerait à rien et que ses maux de ventre, sa timidité, ses angoisses ne s'effaceraient pas plus que ce nez disgracieux qui en était responsable. J'ai essayé de la consoler :

— Vous avez raison. Votre nez ne vous va pas, et il ne va pas avec votre corps, avec votre silhouette qui est jolie. A la prochaine séance, venez avec vos parents, je pense qu'ils ne diront pas non.

Quelques jours plus tard, seule la mère de Nathalie était là. Son père, soi-disant, ne pouvait pas : trop de travail. Nous avons parlé, sans Nathalie qui était restée dans le salon d'attente. Je me rendis vite compte que je n'aurais aucun mal à convaincre la mère : elle souffrait des souffrances de sa fille.

— Moi je voudrais bien, mais...

Elle n'osait contredire son mari, farouchement opposé à

toute opération esthétique, mais pourquoi ?

— Par principe. Il dit que ça ne se fait pas. Et que ça coûte cher.

Elle comprenait que les malaises de Nathalie ne céderaient pas, que son émotivité et son état anxieux pouvaient dégénérer en dépression profonde. Elle m'écoutait lui expliquer que le problème était plus grave qu'elle ne le pensait, que la vie de Nathalie, peut-être, en dépendait. Je lui conseillai de consulter un chirurgien, sans en parler à son mari s'il le fallait.

Elles en consultèrent deux, qui furent du même avis et, pour la première fois, la mère de Nathalie tint tête à son mari. La jeune fille fut opérée. Un mois plus tard, quand elle revint me voir, ce n'était plus la même. Pas seulement à cause de son nez qui, certes, était désormais normal, joli, adapté à son visage d'enfant. Elle souriait, elle parlait, elle me regardait, enfin, droit dans les yeux.

— Et votre père ?

— Il est fou de joie. Il dit que je suis belle, et qu'il est heureux de me voir heureuse. Il s'en veut, mais je ne veux plus y penser. Je veux gagner de l'argent pour les aider. Mon nez, je le leur rembourserai.

Caroline

Une de mes amies est une fille formidable, intelligente, drôle, elle est de surcroît de celles sur lesquelles les hommes se retournent, belle sans vulgarité ni ostentation, et bien faite, en robe comme en jean. Un mari, deux filles, un divorce, des amants, puis un ami célèbre, épris, en tout, de perfection. Ça a commencé comme un jeu.

— Je pourrais, dit-elle, me faire refaire les seins. Ils sont un peu petits, je les voudrais plus pleins, plus ronds.

Rendez-vous est pris.

— Les seins, très bien, dit le chirurgien, mais que penseriez-vous d'ôter aussi ces quelques grammes de cellulite qui font sur votre ventre pas un bourrelet, non, à peine un nuage, mais après tout, la perfection ne souffre pas l'indulgence.

Aussitôt dit, aussitôt fait.

— Je n'osais vous le dire, susurra la belle, mais mon nez, depuis que je suis née, m'inquiète.

On lui refit le nez, et les paupières pour faire bonne mesure. Elle avait le temps, les moyens, les relations pour choisir les meilleurs, et chaque opération fut une réussite.

Elle est belle. Je dirais, objectivement, ni plus ni moins, encore que, pour ma part, je pense qu'elle était plus émouvante avant, imperceptiblement.

Mais elle est, c'est sûr, bien plus heureuse.

Elle a quitté l'homme célèbre pour un qui l'est moins, mais plus drôle, plus charmant et, grâce à Dieu, tout aussi riche.

Il y avait urgence pour la jeune fille et qui songerait à gâcher sa vie pour un nez ? L'autre a suivi ses pulsions, qu'elle seule comprenait, faut-il la condamner ?

La chirurgie esthétique est l'artillerie lourde de la santé. Pour y avoir recours, il faut admettre que l'on ne s'accepte pas tel que l'on est et que l'on est prêt, pour changer, à prendre des risques.

Et pourquoi pas, si le bonheur est au bout ? Si on est sûr de soi, si l'on a une raison, une vraie.

Il est vain de demander sans cesse à la chirurgie esthétique de se justifier quand nous devons trouver, en nous-mêmes, les raisons de nos actes.

Mais les choses ne sont pas tout à fait les mêmes pour le visage et pour le corps.

Anne-Marie

Charles est arrivé un jour dans mon cabinet, poli mais froid. La cinquantaine élégante, bien de sa personne, il souffrait du dos depuis longtemps et rien n'y faisait : manipulations, infiltrations, anti-inflammatoires. Je lui trouvai en effet un dos très dur et douloureux à certains endroits. Il venait ponctuellement aux séances de soins qui se passaient toujours dans le plus grand silence jusqu'au jour où, au moment de partir, il me dit d'un ton égal :

— J'ai beaucoup moins mal, et j'en suis d'autant plus content que je ne croyais pas une seconde que vous me soulageriez. Je crois en la médecine, moi. D'ailleurs, ce soulagement sera peut-être provisoire.

J'en ai beaucoup entendu, mais je restai perplexe.

— En fait, je suis venu uniquement pour voir comment vous travaillez... pour ma femme. Elle a trente-huit ans, moi je la trouve belle, mais elle ne vit que dans des instituts de beauté et en est à sa quatrième opération de chirurgie esthétique. Je la vois changer, c'est comme si j'en avais épousée une autre. Recevez-la, je ne sais plus quoi faire.

— Vous pensez qu'elle sera d'accord ?

— Elle ne demande que ça, une amie lui a parlé de vous, c'est moi qui l'en empêche. Je ne pouvais pas croire que vous, un thérapeute, pourriez lui faire du bien. Et puis je suis jaloux, je n'avais pas envie qu'un homme masse ma femme.

— Vous auriez pu assister aux séances, ça arrive souvent.

Tant d'hommes m'ont fait un jour ce genre de confidence.

— J'ai eu tort... Elle se fait masser par des masseuses deux fois par semaine, elle dépense des fortunes en masques, en crèmes, en soins, elle s'est fait refaire les seins, que je trouvais ravissants, opérer une culotte de cheval, qui n'existait pas, et je ne sais quoi encore, maintenant, elle veut se faire faire une liposuccion sur le ventre, elle est folle ! Ça ne lui suffit pas d'être belle, elle veut être encore plus belle. Elle ne sera jamais satisfaite.

Elle était assez belle, c'est vrai, mais très nerveuse et son corps commençait à porter les traces des multiples traitements et opérations qu'elle avait subis. Les aspirations avaient laissé sur ses cuisses une peau d'orange qui serait difficile à éliminer, les cicatrices sur ses seins étaient laides et probablement ineffaçables, seul son ventre était intact. Elle parlait sans arrêt, posait cent questions, se répondait elle-même, m'épiait, inquiète de mon silence. Comment lui expliquer qu'elle était en train de se mutiler ?

— Il va falloir m'aider et travailler.

— Mais vous avez réussi à soulager mon mari, donc vous êtes un guérisseur. Vous allez bien m'enlever toute cette horrible cellulite ?

— Je ne sais pas, je ne peux pas tout faire. De toute façon, si vous voulez des résultats durables, il faudra que vous m'aidiez.

Elle était déçue.

— Il n'y a pas de quoi. Si je vous dis d'arrêter les régimes et de nager ou de faire du vélo, c'est une simple question de bon sens. Vous avez aussi intérêt à renoncer au traitement miracle qui remplace toujours le précédent auquel déjà vous aviez cru. Vous me faites penser à l'histoire de Coluche : les femmes qui pensent qu'on peut faire mieux que mieux sont les mêmes qui croient qu'on peut laver plus blanc que blanc.

— Je ne vois pas où vous voulez en venir.

— Vous avez un mari qui vous aime telle que vous êtes, des enfants, une maison, mais vous ne pensez qu'à vous, à votre corps, à votre peur de vieillir. Pour qui faites-vous tout cela ? Je vais travailler votre corps, mais ce sera pour vous détendre, non pour le muscler, mais pour vous aider à retrouver la paix. Faites un peu de gymnastique très douce, du sport pendant le week-end avec vos enfants, ça suffira pour votre corps. Cessez de vous martyriser.

Nous avons mis cinq mois, Anne-Marie et moi, pour gommer les ravages qu'elle s'était infligés à coups de solutions miracles. Elle est devenue mieux que belle, joyeuse. Sur son corps, seules quelques cicatrices restent pour la rappeler à l'ordre si, un jour, lui venait de nouveau la tentation de devenir une autre.

Trop souvent, la chirurgie esthétique n'est que le paravent de nos blessures intimes. Une de mes amies se fait opérer chaque fois qu'elle se sent au fond du gouffre. Un mari absent qui la délaisse, des enfants adolescents difficiles, un job sans intérêt, elle s'autopunit et tente, maladroitement, d'attirer l'attention des siens qui la négligent. D'anesthésie en anesthésie, elle s'épuise. D'opération en opération, elle se couvre de cicatrices et de meurtrissures. Les autres se moquent d'elle. Elle s'inflige un supplice sans fin, refusant d'admettre que ce n'est pas son corps qui est malade mais son cœur qui souffre.

Un visage, c'est une carte de visite. Il est nu, toujours, sous le regard des autres, même si on le maquille. Et c'est vrai, seule la chirurgie peut réparer une grossière erreur de la nature ou l'usure du temps. Comme on fait attention à ses cheveux ou à ses dents, pourquoi ne pas user de ce que vous proposent des techniques aujourd'hui éprouvées pour être plus heureux et construire, avec ceux que vous croisez, d'autres rapports ?

Et puis il y a le corps pour lequel mon métier et mon expérience m'obligent à être plus nuancé. Les multiples opérations possibles ne donnent pas toujours les résultats fabuleux promis au départ. Il est évidemment tentant de perdre sa cellulite d'un coup d'aspiration, sans régime ni autre contrainte que de porter une gaine les jours suivant l'intervention, même si avoir, à trente ans, la peau du ventre et des cuisses qui gondole sans espoir de retour n'est pas une perspective encourageante. Et si, pour les cas lourds, la décision ne se discute pas, pour les autres, c'est-à-dire la grande majorité, quelques précautions s'imposent avant de se livrer aux mains des chirurgiens.

Corps : la méthode douce

Un bon thérapeute a l'habitude de remodeler les corps. J'ai, dans d'autres livres, longuement décrit ma méthode qui est simple : massages, un peu d'activité physique, et le respect d'une certaine hygiène de vie tant qu'on n'est pas parvenu au résultat souhaité. Pendant le temps que dure la thérapie, séance après séance, sous mes mains, je sens les corps évoluer. J'apprends à connaître chacun de mes patients, son mode de vie, ses désirs, ses limites. Et la méthode s'adapte, se personnalise, pour arriver, toujours, au meilleur résultat. De même, je poursuis jusqu'à ce que le patient soit réellement stabilisé, c'est-à-dire sûr de garder sa nouvelle silhouette sans régime ni autre obligation que de mener normalement la vie qu'il s'est choisie.

J'ai vu passer dans mon cabinet des dizaines d'adeptes de la chirurgie esthétique. J'ai réparé, quand c'était possible, quelques dégâts plus visibles que les défauts qu'ils avaient remplacés.

J'en ai tiré au moins cette conclusion : mieux vaut l'éviter si on le peut et, avant de tâter du bistouri, essayer d'autres méthodes, douces mais tout aussi efficaces, capables de vous donner le corps que vous voulez et que vous méritez.

La femme d'une quarantaine d'années, obsédée par sa culotte de cheval, que j'ai reçue l'autre jour, m'était envoyée par le chirurgien qu'elle avait consulté. « Essayez d'abord, lui avait-il dit. Si ça ne marche pas, il sera toujours temps de revenir me voir. »

Sage propos. En toute logique, il semble en effet plus habile d'essayer d'abord la méthode la moins traumatisante et la moins chère. Car, à l'inverse, si la chirurgie esthétique ne vous donne pas satisfaction, il sera bien difficile de revenir en arrière. Malheureusement, les praticiens capables de suggérer à leurs clientes de faire d'abord un tour du côté d'un bon thérapeute manuel sont rares. Et hélas, s'ils le font, ils ne sont pas toujours entendus. Les clients des chirurgiens plasticiens attendent, le plus souvent, un miracle, ce qui veut dire un résultat optimum pour un effort minimum. Ils veulent bien supporter l'anesthésie locale ou générale, les douleurs postopératoires, une immobilisation, mais n'imaginent en aucun cas de supprimer les plats en sauce et de faire cinq minutes de gymnastique. Ils veulent être réparés, remodelés, refaits à neuf, sans participer en quelque manière que ce soit, sauf évidemment en payant l'addition. L'aide qu'ils demandent est en somme technologique. Pourtant, c'est le plus souvent d'une assistance morale et d'un soutien psychologique qu'ils ont besoin. Et je sais que, sans les motiver, je n'obtiendrai rien.

C'est d'ailleurs la raison pour laquelle on ne peut, généralement, s'en sortir seul. Il me semble que, deux avis valant mieux qu'un, on peut au moins prendre sur soi de voir un ou deux thérapeutes et un ou deux chirurgiens avant de prendre une décision aussi importante. Et que, le but final étant de se faire du bien, il est sage de s'infliger, pour y parvenir, le moins de mal possible.

Prenez le cas banal, classique, des femmes atteintes d'un peu de cellulite. Elles font le bonheur des médias et la fortune de pseudo-praticiens toujours inventeurs d'une méthode révolutionnaire capable de supprimer à vie et sans aucun régime les bourrelets qui leur gâchent la vie. Depuis le temps que ça dure et que la cellulite joue les stars de l'actualité, quelle femme a-t-elle compris que graisse et cellulite sont deux maux différents ? La graisse forme, à certains endroits, des amalgames durs qu'on ne peut décoller et que seule, en effet, une liposuccion pourra supprimer. Plus diffuse, la cellulite est une infiltration du tissu conjonctif que les massages décollent parfaitement à condition de suivre, parallèlement, une bonne hygiène de vie.

A souffrir sans comprendre, on risque le pire sans le savoir.

Le corps, ça compte

A côté de ceux dont un problème, réel ou supposé, empoisonne la vie, vit l'immense majorité de ceux qui ne s'aiment pas parce qu'ils se trouvent simplement pas terribles, ou pas comme ces garçons et ces filles qu'on voit dans les magazines et les publicités. Ils promènent des rêves de stars de cinéma et s'accommodent mal d'un physique ordinaire. Ils ne vivent pas un drame, n'y pensent même pas en permanence, sinon ils lutteraient et se retrouveraient dans le cas précédent. Ils acceptent, mais ils râlent et ne savent ou ne veulent pas améliorer une apparence tout à fait supportable.

Le physique n'a que l'importance qu'on lui accorde. Elle

dépend à la fois de notre entourage et des circonstances.

Une fille ingrate, mais sensuelle et chaleureuse, rencontre, jeune, un garçon qui l'aime et l'épouse. Elle se moque bien que les autres ne la trouvent pas jolie et, peu à peu, oublie son physique imparfait.

Un garçon est si laid que les filles rient quand il tente de leur parler d'amour. Il deviendra peut-être un malheureux, peut-être un grand capitaine d'industrie.

Une jeune femme au talent certain, intelligente et diplômée, travaille, à la satisfaction générale, dans une brillante agence de communication. On ne l'invite jamais dans les conférences avec les clients, dont pourtant elle s'occupe, ni aux cocktails ni aux dîners. Elle s'en moque. Intellectuelle pure race, elle refuse en bloc le coiffeur et la société de consommation, la mode et l'exquise politesse de surface qui marque les relations entre gens du lieu. Un jour, elle comprend que, lorsqu'on est trop ronde avec une mèche dans l'œil et qu'on se moque totalement de son look, on ne peut espérer que de travailler seule, dans un bureau du fond. Elle a démissionné, blessée bien plus qu'elle n'aurait cru.

A quoi bon continuer ?

Les femmes sont peut-être plus sensibles à leur apparence, mais elles ne sont pas, loin de là, les seules atteintes, et je dirais volontiers que la calvitie est aux hommes ce que la cellulite est aux femmes. Ils y sentent une atteinte irréparable à leur intégrité, se sentent vieillir souvent avant l'âge, s'inquiètent et foncent, eux aussi, vers des traitements dont ils attendent, contre toute logique, qu'ils fassent repousser leur toison envolée.

Perdre ses cheveux est souvent un signe de mauvais état général et de stress, et lorsque je réussis à détendre un patient et à soigner ses maux de ventre, je stoppe en même temps la chute de ses cheveux. Ceux qui sont tombés ne repoussent pas et ne repousseront jamais pour autant. Il arrive qu'il soit trop tard et que le mal soit irréparable. Que leur dire ? Sinon que certains vivent bien avec un crâne chauve, ou presque dénudé, parce qu'ils l'acceptent. Voyez Sean Connery, le héros des James Bond qu'il joua, en l'avouant, avec une perruque.

J'ai choisi cet exemple volontairement, car il est rare. J'ai vu et traité trop d'artistes, comédiens, danseurs, trop de journalistes et d'hommes politiques pour ne pas savoir que, comme le commun des mortels, ils vivent dans l'angoisse de la moindre imperfection physique. Normal : leur image est leur fonds de commerce. Étonnant quand, justement, ils sont plus beaux que les autres au point de les faire rêver. Ce stress permanent les rend émotifs, nerveux, irritables mais aussi crédules, prêts à tout pour garder la beauté du diable.

Pour assumer, il faut être très fort, ou très motivé, ou passionné par quelque chose qui prend le pas sur tout le reste.

Et encore. Les grands comiques, qui sont souvent fort laids, n'ont-ils pas une blessure secrète et des frustrations inavouées ? Cette *career woman*, ce cadre supérieur, pas très avenants, certes, mais si brillants, si efficaces, ne rêvent-ils jamais d'être moins appréciés et plus aimables ? Sublimer est un art.

Oublier et vivre intensément quand même, se moquer de l'image qu'on renvoie, faire avec et laisser tomber les regrets demande une force de caractère peu commune, ou une disposition de l'être que tout le monde n'a pas. Et dire que le physique n'a que l'importance qu'on lui donne ne signifie pas qu'il n'en a pas, au contraire.

Pour séduire, il faut exister

Nous avons un corps, un aspect, et le désir profond d'en profiter et de nous en servir. Pour plaire, d'abord à soi-même puis aux autres, mais les deux vont toujours ensemble. Car plaire, c'est bien autre chose que de se montrer, comme un décor, un bel objet, un site, même inoubliable. Pour plaire, il faut séduire, et pour séduire, il faut exister.

Ceux qui ne se sentent pas à l'aise avec leur corps ont tendance à devenir agressifs, provocateurs, comme Gainsbourg devenant Gainsbarre pour brûler en public sa vie et un billet de cinq cents francs. Ou, plus souvent, à se replier sur eux-mêmes, au moins dans leurs gestes et leurs attitudes. Sûrs que leur physique n'est pas de ceux sur lesquels on se retourne, ils adoptent un comportement timide, minimisent leurs élans, restent en arrière ou dans la pénombre, s'interdisent toute exubérance. Ils se montrent, mais au ralenti, comme à regret, gommant le plus possible la part physique de leur relation aux autres. Ils ne s'ouvrent plus, ils se rétractent. Or, comme l'amour appelle l'amour, l'attention appelle l'attention et le désir de séduire l'intérêt de celui que se sent désiré. Il existe sûrement dix mille manières d'améliorer son aspect, de la mode aux instituts de beauté, mais la plus belle robe du monde ne remplacera jamais l'envie de la séduction.

Or tout commence là, dans cet instinct qui nous pousse vers les autres pour qu'ils nous aiment, amicalement ou amoureusement, qu'ils nous acceptent, souhaitent notre compagnie, aient, en nous voyant, envie d'ouvrir les bras et non de tourner le dos.

De tous les traits de caractère susceptibles de pénaliser nos relations avec autrui, la timidité est sans doute l'un des plus handicapants.

Olivier

A trente ans, Olivier n'est pas en forme. Fatigué dès le matin, sans entrain, sans véritable envie, il se sentait mou sans raison et s'en inquiétait. Il est venu me voir pour que je l'aide à retrouver son énergie. Au premier rendez-vous, je m'aperçois qu'il souffre surtout d'une timidité maladive. Jeune, il paraît vieux. Dos voûté, bras maigres, le teint pâle, il n'ose vous regarder en face. Nous prenons rendez-vous pour un stage à la ferme de bien-être.

Pendant trois jours, Olivier est présent mais silencieux, toujours un peu en retrait, ne participant à aucune conversation, même à table. Il observe, je l'observe discrètement. Visiblement, se retrouver au milieu d'une quinzaine de personnes inconnues le perturbe. Il a besoin de se détendre et de s'adapter à une situation qu'il redoute.

Pourtant, lorsque tout le monde se retrouve l'après-midi, Olivier est toujours là. Ce solitaire a quand même besoin d'un peu de chaleur humaine. Le quatrième jour, Olivier parle. A la fin de la semaine, il nous dira même qu'il est triste de partir.

Sans cette immersion forcée au sein d'un groupe, Olivier n'aurait jamais pris sur lui de parler à quelqu'un qu'il ne connaissait pas, de s'intégrer, de faire l'effort d'aller au-devant des autres, ni même de répondre à leurs avances.

Olivier habite une petite ville du centre de la France. Il m'appelle quelquefois. A son retour, il s'est inscrit dans un club sportif. Il en avait envie depuis longtemps, mais n'avait jamais osé. Tous les week-ends, avec des gens de son âge, il fait des randonnées à vélo. Il s'est aperçu que les relations peuvent être simples, que l'autre n'est pas un juge, qu'il suffit de s'ouvrir à ceux qui nous entourent pour qu'ils nous acceptent. Il a rencontré une jeune fille et sort avec elle. Il dit : « Tout a changé. » Rien n'a changé, sauf lui.

La dépression est — si l'on exclut les envies suicidaires ou les cas graves de psychose à forme autodestructrice — une des formes avancées de désintérêt, voire de dégoût de soi. Le malade ne manifeste plus aucun désir, au point de se moquer totalement de sa propre apparence. Il est comme anesthésié. Et ce désir, conscient ou inconscient, de disparaître littéralement aux yeux des autres est un désir de mort. Au contraire, l'ouverture aux autres, le besoin de partager, l'envie de communiquer sont les pulsions mêmes de la vie, et la séduction en est un des aspects.

Mais pour oser sourire, même à ceux que l'on ne connaît pas, aborder avec un moral de vainqueur une situation nouvelle, il faut être un peu sûr de soi, donc de plaire. Ainsi n'est-il pas futile, mais au contraire vital, de se donner les moyens d'être content de soi. Craquez pour ce tailleur dans lequel vous vous sentirez plus mince, prenez une semaine de vacances pour perdre cette mine de déterré qui vous vieillit de dix ans, allez voir un film comique pour rire aux éclats, votre méthode sera la bonne si elle tue en vous la culpabilité.

Car on se sent coupable, en plus, de ne pas être en forme, agréable à voir, séduisant. Et les salles de bains nous sont ce qu'est, dans le conte, le miroir de la méchante belle-mère de Blanche Neige. On y passe du temps, on s'y regarde sans complaisance, on y est seul pour améliorer la nature. Les moyens sont innombrables, il n'est pas honteux d'y recourir, au contraire : la conquête des autres passe d'abord par la conquête de soi et elle est, avant tout, affaire d'état d'esprit.

Ayez envie de séduire, toujours, en toute circonstance, quel que soit votre âge, et vous aurez parcouru la moitié du chemin. Il vous restera à chercher comment, mais cela est beaucoup plus facile.

Les âges du corps

Il est évidemment impossible de parler des corps sans parler aussi des âges de la vie. Car non seulement cette enveloppe charnelle est, de notre naissance à notre mort, en permanente évolution, mais nous entretenons avec elle des relations différentes selon les moments.

Il me semble que chaque individu passe, après le stade de l'enfance et avant celui de la vieillesse, par deux grandes étapes.

— *De vingt à trente ans*, c'est-à-dire de l'adolescence à la maturité, on imagine la plus belle période de la vie. Les adolescents et les plus vieux envient ces jeunes gens au corps en pleine force, ces filles élancées, leur peau élastique et l'énergie qui semble déborder d'eux. Et pourtant. La jeunesse est aussi l'âge de la timidité, de l'anxiété, de l'hyperémotivité.

Ils sont beaux, mais ils ne savent pas profiter de leur corps, ils s'en servent. A vingt ans, on fait souvent du sport pour se défoncer, pour la compétition, pour gagner. On s'agite sans préparation aucune, on se croit tout permis. Par angoisse ou fanfaronnade, les jeunes se défoulent sans chercher un instant à comprendre pourquoi ni comment. Comment comprendre, d'ailleurs, quand on se sent dans une forme olympique, que l'on pourrait transformer le challenge en plaisir ? Car y a-t-il réellement du plaisir à transpirer, souffler, souffrir pour courir dix kilomètres de plus, vaincre un tel au tennis ou surfer, sur mer ou sur neige, au point de se démolir les genoux ?

Trop souvent on veut, quand on est jeune, non jouir de son corps mais en tirer des sensations fortes. Accomplir des exploits pour se faire admirer des copains, plaire aux filles ou, tout simplement, par jeu. On conduit son corps comme sa voiture de sport, sans ménagement. Les deux risquent de finir à la casse avant l'âge.

On ne peut avoir à vingt ans la philosophie des hommes de cinquante, dommage. Car si les jeunes gens savaient canaliser leur énergie, modérer leurs pulsions, ils découvriraient l'harmonie qui est le contraire du forcing effréné qu'ils mettent à s'agiter dans tous les sens. Ils iraient plus vite et plus loin dans les activités qu'ils ont choisies.

Le corps a besoin de s'habituer, mais ils ne lui en laissent pas le temps. Il faudrait leur apprendre la patience.

— *De trente à quarante-cinq ou cinquante ans*, on sait tout cela. On a eu le temps de la réflexion. On a compris que chacun a, en naissant, un capital d'énergie dans lequel il puise. Le réservoir est vaste, mais il ne se régénère pas, ce qui est pris est pris. Si bien que si on a l'intelligence, le savoir, une certaine puissance que donne la maturité, on a moins de force, moins d'élan.

C'est alors qu'on regrette de s'être tant et si vite usé, sans raison, et surtout sans bénéfice.

Pourtant, c'est quand on a réussi à mettre en harmonie sa tête et ses muscles, son énergie et la conscience que l'on a acquise de la nécessaire gestion de cette énergie que l'on peut progresser.

L'idée manque sûrement de romantisme pour certains, mais nous sommes les comptables de notre patrimoine physique. Et les bonnes ménagères qui regardent à la dépense s'en tireront, à la longue, mieux qu'un flambeur insouciant de lendemains qui ne manqueront pas de déchanter. Quand le corps est usé, la tête ne va pas bien. Quand on manque de force, on perd son ambition, on se décourage. C'est entre quarante et cinquante-cinquante-cinq ans que l'on compte le nombre le plus élevé de dépressions et de cancers.

Inutile pour autant de vivre à l'économie. Prudent ne signifie pas pingre, et ce n'est pas en mettant son corps en sommeil qu'on se préparera des années triomphantes la cinquantaine passée. Car le corps s'use aussi si l'on ne s'en sert pas ; il s'étiole, les muscles s'atrophient, les fonctions tournent au ralenti.

Naturellement, comme toujours, c'est au milieu que se trouve le point d'équilibre. Mais comment, direz-vous, savoir où est ce juste milieu, être sûr qu'on n'en fait pas trop ou pas assez, que l'on s'épanouit sans courir le risque d'une vieillesse précoce ?

En s'écoutant d'abord, en éprouvant plutôt qu'en pensant. Pourquoi sommes-nous donc si masochistes que nous ne rechignons pas à nous faire un mal de chien au nom d'une pseudo-éthique physique qui restera la plus grande galéjade du siècle ?

Les mêmes qui s'évanouissent à la vue du sang appellent de toute urgence le médecin quand ils ont 37°5, se transforment en stakhanovistes du body building ou de l'aérobic à l'heure du déjeuner, courent jusqu'à l'infarctus le dimanche matin et supportent des courbatures plus douloureuses qu'un bon rhumatisme pour perdre deux kilos ou un centimètre de hanches. Quand on a mal, on se fait du mal. Si nous gardions cette idée simple en tête quand nous

nous martyrisons, nous aurions plus de chances de vieillir en beauté.

Car le but est là : traverser la vie sans s'abîmer ni se flétrir avant l'âge. Ces hommes, que l'on dit encore verts, ces femmes, auxquelles on ne donne ni leur cinquantaine ni leur soixantaine, ont su, sans excès, entretenir leur corps, le former, l'habituer, l'entraîner comme un cheval fringant mais fragile qu'on conduit à sauter des obstacles de plus en plus hauts sans jamais risquer de lui casser une patte. Beaucoup ont appris aussi que prévenir est la meilleure des thérapeutiques. Après quarante-cinq ans, voyez systématiquement, tous les ans, un bon thérapeute et passez un check-up : les maux du corps sont insidieux, ils existent bien avant qu'un quelconque signe ne nous permette de les détecter. Mais un examen approfondi vous alertera à temps, c'est-à-dire au moment où tout est encore réversible.

Vieillir sans en avoir l'air

A un moment du chemin, forcément, la vieillesse nous attend. Nous avons fait, sur ce plan, de sacrés progrès ! Souvenez-vous : à trente ans, les héroïnes de Balzac étaient vieilles ; à quarante, nos grands-mères avaient renoncé aux plaisirs ; à cinquante, nos mères osaient à peine se mettre en maillot de bain et avaient dit adieu aux couleurs claires pour se vêtir de gris, de noir ou de marine. Les corps, aujourd'hui plus libres, chantent plus longtemps. On sait qu'il n'y a pas d'âge pour faire l'amour, qu'une femme, à soixante ans, peut être désirable, les hommes font des enfants à des âges que l'on croyait canoniques et personne ne s'offusque de voir en deux pièces, au bord d'une piscine, une soixantenaire bronzée et, comme on dit, bien conservée. Et pourtant ! Jamais on n'a autant honni, marginalisé la vieillesse. Jamais non plus on n'en a eu si peur. Le racisme antivieux n'a d'égal que le racisme antijeunes, et les générations s'observent, guettant sur le visage de l'autre les premiers signes de la décrépitude. Hommes et femmes se retrouvent aujourd'hui dans un même rejet de ce qui les attend. Non qu'ils refusent leur âge, chacun sait bien que le temps passe et que l'on n'y peut rien. Mais ils refusent l'apparence de l'âge, ils souffrent à l'idée que cette dégradation se lit dans les rides qui marquent le visage, la ligne moins ferme d'un bras, la lourdeur d'un ventre. Ils veulent, en somme, vieillir sans en avoir l'air.

La vieillesse se prépare, nous l'avons dit.

C'est quand on est jeune qu'il faut s'en préoccuper. Si l'on n'a pas su, à la cinquantaine, trouver son équilibre et vivre en harmonie, les ennuis commencent et ils sont sérieux : après ce cap, toute erreur est fatale. Le corps peut tromper quand il est jeune, ensuite il n'en a plus la force et les erreurs se payent en maladies.

Ainsi est-il aberrant de croire qu'on peut rattraper le temps, effacer les excès, les nuits blanches, les surmenages constants, les brutalités imposées à sa colonne vertébrale, ses articulations, ses muscles. Il n'existe pas de gomme à effacer les outrages de la vie. Mais il y a des moyens, des attitudes, des pratiques de nature à nous rendre plus beaux, plus performants, plus heureux même si nous n'avons plus tout à fait vingt ans.

D'abord, apprenez qu'il ne faut jamais renoncer, la vieillesse est aussi une acceptation. Si l'on se résigne, si l'on baisse les bras, rien ne nous sauvera. A l'inverse, inutile de jouer, bien au-delà des limites permises, les jeunes éphèbes ou les gamines sur le retour. Nul ne s'y laissera prendre, pas même vous qui supporterez la honte secrète de ne plus être vous-même. Chirurgie esthétique, massages, sport, gymnastique douce, instituts de beauté sont là pour vous aider, n'hésitez pas à vous en servir.

Mais, surtout, offrez-vous des plaisirs, des joies, des sensations, réactivez vos sens, ils vous procureront des bonheurs qui vous redonneront goût à la vie. Et le goût de vivre, d'exister et de se sentir exister sont le meilleur antidote à la vieillesse.

Le contact est un dialogue

Quand on parle du corps, étrangement, c'est toujours du physique. On se regarde, que dis-je, on s'épie, on traque le plus petit défaut, on s'attache à la moindre imperfection. Ride et cellulite sont les stars de nos conversations. On oublie que pour s'épanouir le corps doit vivre et vibrer de tous ses sens.

Prenez le toucher, par lequel nous entrons, littéralement parlant, en contact avec le monde et ceux qui nous entourent. Combien d'entre nous ont-ils encore l'idée de s'en servir ? Nos poignées de main sont devenues machinales. Il paraît incongru de prendre par l'épaule quiconque n'est pas un ami intime. La main d'un homme se pose-t-elle un instant sur le genou d'une femme, il paraît un goujat. Au marché, des pancartes interdisent de toucher aux légumes et aux fruits. Nous sommes devenus des handicapés du toucher, qui est pourtant un outil incomparable de connaissance et de communication.

En touchant, on comprend. Mais aussi on fait, de l'un à l'autre, passer un courant, une énergie, un message de tendresse et d'apaisement. La main d'une mère sur le front d'un enfant malade lui apprend exactement la gravité du mal en même temps qu'elle rassure et détend le petit. En lui imposant simplement les mains, en laissant agir leur chaleur, immobile, on peut guérir quelqu'un de ses angoisses. Le contact est, peut-être, la forme la plus aboutie du dialogue. Comment pouvons-nous l'oublier ?

Parce que je suis thérapeute manuel, je sais la valeur de cet échange, muet mais parfait, par lequel passent non seulement toute la gamme des sentiments humains, de l'amour à la haine, mais l'énergie, la force, la volonté.

Aujourd'hui, bien des kinésithérapeutes ont, par goût du gadget, par paresse ou par manque de temps, remplacé le massage par des machines. Les patients, souvent seuls dans de petites ou grandes salles au décor froid, pédalent, soulèvent, s'étirent ou chauffent sous des lampes, comme si un appareil, aussi perfectionné soit-il, pouvait un seul instant apporter les mêmes bienfaits qu'un traitement manuel.

La main d'un thérapeute sait lire dans un corps tous les signes, toutes les tensions que le patient, souvent, ne veut ou ne peut exprimer en paroles. Elle devine les secrets, les douleurs, les chagrins, et sait les guérir sans même les évoquer. Comme elle sait rétablir les courants d'énergie rompus par les stress ou la fatigue.

Un bon massage vaut mieux qu'un bon vin, mieux qu'une drogue, il rend au corps sa force et son bien-être.

Technique ? Pas seulement. Certes, un ostéopathe, un kinésithérapeute apprennent les différentes façons de masser, ils étudient l'anatomie, les plexus, les méridiens, savent les points sensibles, les localisations des centres nerveux. Mais un massage est toujours bien plus qu'un simple exercice de travaux pratiques. Entre celui qui masse et celui qui se fait masser, celui qui cherche à procurer du bien-être et celui qui, confiant, se laisse faire, passent toujours une sympathie, un élan chaleureux, un message d'amour et de complicité.

Un enfant pleure, il a mal au ventre. Doucement, sans savoir encore ce qu'il a, sa mère le masse. Il n'est peut-être pas guéri, mais il a moins peur et moins mal. Un couple, à l'heure de faire l'amour, prend le temps de se caresser longtemps, se toucher, se masser avant de laisser, peu à peu, monter le désir et enfin l'assouvir. Il sera plus heureux. Un ami cher est frappé par un chagrin, nous nous précipitons, le prenons dans nos bras. Dans ce contact, sans rien dire, nous lui exprimons ce que nous ressentons.

Homme ou femme, je ne connais personne qui n'ait besoin d'être touché, caressé, câliné. Et, notre société étant ce qu'elle est, j'en connais bien peu qui n'en soient frustrés. Dommage. Il suffirait pourtant d'un rien pour retrouver les pouvoirs formidables de nos mains, l'hypersensibilité de la pulpe des doigts et les transformer en joie qu'on donne et qu'on reçoit.

Quand on ne se touche plus, il n'y a plus d'amour, plus de contact entre le monde et nous, la nature et nous. Pour être totales et enrichissantes, nos relations à ce qui nous entoure ne peuvent être seulement intellectuelles, elles doivent être aussi sensibles et même sensitives, émotives et irrationnelles.

Quand nous sommes émus, nous disons parfois que nous sommes touchés. La plume transmet au papier les idées et l'imagination d'un écrivain. L'un choisit l'encre et le stylo, l'autre un crayon qu'il taille comme on accomplit un rite, tous admettent qu'écrire est aussi un acte sensuel. Pour nous protéger contre le mauvais sort, nous touchons du bois. Pour se calmer autant que pour prier, les Arabes égrènent des chapelets de bois. En touchant un fruit, nous savons s'il est mûr, en touchant un légume, nous savons s'il est frais, en touchant l'herbe, une fleur, une plante, nous sommes plus près de la nature que si nous nous contentons de la regarder. Si nous nous enroulons autour d'un arbre, c'est un peu de sa force qui nous pénètre.

Le paysan est celui qui sait encore toucher la terre avec sa main et ses pieds.

Marcher sur un parquet de bois est plus sain que de marcher sur une moquette.

Aux thermes, les Romains s'allongeaient, nus, sur une pierre chaude et en éprouvaient un bien-être incomparable. Les bains d'algues ou de boues détendent et soignent en même temps, et l'on fait, avec du sable chaud, des cataplasmes qui apaisent les douleurs vertébrales.

L'or, les pierres précieuses ne nous font pas seulement de belles parures, ils nous rassurent.

En lin, en coton, en soie, les vêtements respirent. On y transpire moins, on y est plus à l'aise. On y vit mieux que dans des matières synthétiques.

Des milliers d'animaux domestiques remplissent nos solitudes. Nous les embrassons, les caressons. Cette chaleur animale compense comme elle peut la chaleur humaine qui nous fait défaut.

L'eau est, après la main, la meilleure des thérapies du toucher. Un bain chaud, une marche dans un torrent, la mer, l'été, une douche fraîche quand on transpire... l'eau est toujours un plaisir. L'hydrothérapie seule peut détendre ceux qui ne pratiquent aucun sport. L'été, quand on retrouve sur la peau nue les caresses du vent, du soleil et de l'eau, on se sent mieux.

Le toucher est devenu stéréotypé, et notre époque est

devenue froide. Pour réapprendre le toucher, redécouvrir la chaleur, il suffit d'y penser.

Les mains — nous l'oublions — et surtout le bout de nos doigts sont l'aboutissement d'un nombre incalculable de terminaisons nerveuses, le pôle de nos vibrations et de nos énergies. Les manuels, qui travaillent la matière (le bois, la pierre), mais aussi les pianistes sur leur clavier savent que ce contact les apaise psychologiquement.

A Paris, dans mon cabinet, ou dans le Berry, à la ferme de bien-être, mon premier travail est presque toujours de réapprendre, aux hommes comme aux femmes, à sentir et à toucher leur corps.

D'abord, je leur demande de respirer. Non que cet exercice, ô combien naturel, présente quelque difficulté, mais ils ont oublié son sens profond. Ils respirent par réflexe, mécaniquement, ils respirent petit, ce qui suffit à peine à les oxygéner.

Puis je leur demande de sentir leur ventre, de repérer eux-mêmes toutes les zones dures, spasmées, douloureuses. Je leur apprends à se toucher, à se masser profondément eux-mêmes jusqu'à ce que leur ventre dégonfle et retrouve sa souplesse.

D'abord, ils se récrient : « Mais je ne peux pas ; d'ailleurs, je ne sais pas, on ne m'a pas appris. » Ils disent : « J'ai peur » ou « Je n'ose pas », et passer cette barrière, cette angoisse, est bien plus difficile que de leur faire trouver, ensuite, les gestes qui guérissent. Au bout de quelques séances, quand ils commencent à se sentir mieux, reste encore la stupeur.

Comme s'il ne leur paraissait tout simplement pas possible de croire qu'avec leurs seules mains ils aient, sur leur corps, autant de pouvoir.

Germaine et Jean

J'ai soigné un jour une femme de soixante-sept ans, charmante, qui souffrait depuis de nombreuses années de rhumatismes, surtout au niveau de la colonne vertébrale et des genoux. Elle avait consulté des rhumatologues qui lui avaient prescrit des massages et s'étonnait de souffrir plus encore. Les massages étaient probablement trop forts, accentuant l'inflammation au lieu de l'aider à se résorber.

Elle était venue avec son mari, après avoir lu *Plus jamais mal au dos* (Editions Fixot, 1988). A la palpation, je lui trouvais un dos noué, très inflammé, les genoux rouges et douloureux.

A son grand étonnement, je lui prescrivis d'abord un assez strict régime alimentaire, lui demandant de proscrire tout aliment acide, le thé et le café, les farines, les fritures. Puis je lui indiquai quelques exercices de respiration et des mouvements d'assouplissement à faire chez elle. Elle était sympathique, prête à suivre le moindre de mes conseils, mais j'étais gêné : elle habitait très loin et, visiblement, n'était pas très riche. J'ai donc proposé :

— Je vais apprendre à votre mari à vous soigner aussi bien que je le ferais moi-même.

— Mon mari ? Mais vous n'y pensez pas ! Il n'y connaît rien. C'est impossible.

J'allai quand même chercher son mari qui l'attendait dans le salon et, à ma grande surprise, en lui serrant la main, je sentis en lui de la force, et même du magnétisme. Rarement, j'avais perçu une telle chaleur dans une main.

— C'est lui qui va me remplacer, vous verrez. Vous n'avez jamais ressenti de la chaleur lorsqu'il vous touchait ?

— Je ne sais pas, je n'ai jamais fait attention, peut-être...

Tous deux me regardaient comme si j'étais tombé sur la tête.

Il a appris les manœuvres pour la soigner deux fois dix minutes par jour. Étonné, mais intéressé et attentif, il a noté soigneusement ce que je lui disais.

Quelques mois plus tard, elle m'a envoyé une longue lettre de remerciements. Elle ne souffrait presque plus. Son mari, qui avait découvert qu'il avait un don, soignait parfois des amis ou des gens du village. Bénévolement.

Je me suis parfois demandé, dans un moment de découragement, pourquoi j'avais fait ces études pendant lesquelles, au bout du compte, on m'a si peu appris. Je me souviens à quel point je trouvais répétitives et dénuées de chaleur ces manœuvres qu'on nous enseignait.

Et je me souviens aussi, lorsque nous devions nous servir l'un à l'autre de cobaye, combien la plupart hésitaient à se dénuder devant les autres.

Je suis heureux d'avoir le don de guérir. Car c'est en aimant les autres qu'on les soulage, en ayant la volonté d'extirper le mal avec ses mains nues.

La connaissance de l'anatomie et de la traumatologie ne suffit pas à faire un bon thérapeute. Il y faut du cœur et, chevillée au corps, la passion de guérir.

Nos sens ont du bon sens

Le toucher, c'est la vie. Nos autres sens en sont non seulement le sel mais les guides, car, à les écouter, on se trompe rarement.

Une mélodie, une voix aimée, le son familier des enfants dans une chambre, les bruits de la ville autour de la maison, notre univers est fait de sons que nous connaissons et reconnaissons, qui nous bercent ou nous heurtent.

Un excès de décibels s'assimile très exactement à un stress et bloque nos facultés d'assimilation. Il existe des maladies du bruit, et le silence absolu est aussi une torture absolue. Au lieu de combattre vos enfants sous prétexte que leur musique de sauvages vous scie les nerfs, offrez-leur un casque et écoutez votre musique, celle qui saura vous détendre et vous faire rêver.

L'odeur du pain frais ou d'une tarte chaude nous fait saliver. Souvenir de plats savoureux et plus encore : certaines papilles de nos sinus renseignent notre cerveau sur la qualité des aliments. Mangez avec l'odorat en éveil, achetez le nez au vent, humez le parfum des vins, vous choisirez inévitablement le meilleur.

Les êtres ont une odeur et un parfum qui nous attirent ou nous repoussent.

Les maisons de notre enfance, les pays que nous avons traversés, nos vacances sont autant de souvenirs d'odeurs que nous gardons et qui, pour nous, ont un sens particulier.

L'odorat est sûrement le sens le plus ignoré de nos contemporains. Pollution dans les villes, cigarettes à tout va et désodorisants en tout genre ont atrophié notre capacité à l'exercer. Et à en jouir. La nourriture préemballée et aseptisée a fait le reste, complétée par un souci généralisé d'exclure la moindre petite mauvaise odeur. Désir louable si, parallèlement, nous en profitons pour chercher les bonnes odeurs, sources d'agréables sensations et stimulants naturels de certaines fonctions.

Voir est facile, regarder est bien autre chose. Autrefois, on disait que pour avoir un bel enfant, une femme enceinte ne devait regarder que des choses belles. Je ne saurais vous encourager à croire en de telles superstitions, mais n'était-ce pas une jolie façon de dire à quel point la beauté agit sur tout notre être pour nous mettre en état de grâce au point que nous aussi en irradierons un peu à force de la contempler ? La beauté est un euphorisant puissant et une source profonde de motivation, car elle nous donne envie de lui ressembler, ou de créer un monde meilleur. Il faut s'imprégner de beauté, car elle va plus loin que l'esthétisme, elle a une valeur morale.

Le goût est plus terrien, plus simple à dire aussi puisqu'il s'exprime généralement par « j'aime » ou « je n'aime pas ». Les récepteurs du goût sont des fibres sensorielles situées dans les deux tiers antérieurs de la langue et reliées, par l'intermédiaire de l'hypothalamus, à certains points du cortex, où le goût de chaque aliment est immédiatement identifié.

Mais pour que l'appareil gustatif remplisse son rôle, il doit être stimulé par des molécules contenues dans la salive, ce qui suppose que les aliments aient séjourné au moins entre dix et vingt secondes dans la bouche. Ainsi on voit bien, une fois encore, à quel point il est important de ne pas manger trop vite : on y perd tout le goût des aliments, que le cerveau n'a pas le temps de reconnaître.

Pourtant, le goût est aussi un garde-fou : il nous renseigne immédiatement si un aliment est avarié ou dangereux. Un yogourt aigre, une huître amère sont si mauvais qu'instinctivement on les recrache aussitôt. Il a donc une mission plus importante que de nous renseigner sur le sucré et le salé, le doux et l'amer, seuls goûts véritables qui nous soient donnés en naissant.

Il nous attire vers ce qui est bon pour nous et nous détourne de ce qui peut nous nuire.

A manger trop vite, à avaler tout rond, on risque de s'empoisonner faute d'avoir su détecter la mauvaise qualité d'un aliment. Le palais, la langue, le goût sont les gendarmes de notre intestin. Si nous mangeons doucement, si nous leur laissons le temps de faire leur travail, ils nous avertiront, donc nous protégeront. Ce sont le goût et, bien sûr, l'odorat qui sont les vigiles de notre alimentation. Ainsi, ils nous aident à préserver la bonne santé de notre ventre, sans laquelle l'intoxication guette nos organes et nos glandes.

Au risque de paraître rétrograde, j'affirmerai donc ici haut et fort mon aversion des plats tout préparés, mis sous vide, affadis, sans goût et sans odeur. Et de ces liquides blanchâtres ou brunâtres et ces biscuits au goût chimique destinés à remplacer un repas pour mieux nous faire maigrir. Manger sans savoir ce qu'on mange est pire qu'inutile, c'est dangereux.

La nature, plus qu'en tout autre domaine, est bien faite quand il s'agit de nous nourrir. Laissez la vôtre s'exprimer, elle saura vous guider.

Nos sens ont du bon sens si nous savons à la fois les mettre en éveil et écouter notre instinct. Ils sont les portes de notre ouverture au monde et aux autres. Il peut paraître aberrant d'avoir à réapprendre ce qui est, simplement, un don de la nature, mais, si c'est le cas, faisons-le. Redevenons sensuels, les plaisirs simples sont souvent les plus forts.

Les corps en mouvement

On a tout dit sur le sport et tout écrit. Vive le sport ! A bas le sport ! A chacun son sport. Les bons sports, les mauvais sports. Mais je parlerai ici moins de sport que de mouvement, car c'est le mouvement qui nous est indispensable, non un sport. Sous réserve que nous vivions en ville — ce qui est, avouons-le, de plus en plus fréquent — et que nous exercions un emploi de bureau, nous avons toutes les chances de ne pratiquer, pour seules activités physiques, que celles que nous nous imposons.

On se déplace en voiture, on s'assied au bureau, on monte en ascenseur, j'en passe : un individu moyen peut vivre sans exercer jamais qu'une toute petite partie de ses muscles. Encore le mot exercer est-il mal choisi quand on entend par là tout juste s'en servir pour porter un panier ou taper sur une machine à écrire.

Les mêmes individus, citadins surmenés, sont soumis à des stress innombrables. Or, le mouvement est l'un des exutoires à ces stress, peut-être le meilleur.

Nous devons éliminer les chocs, les émotions, les irritations qui usent notre moral en même temps que notre système nerveux, nous défaire de nos tensions pour reconstruire notre énergie. Libérer d'autres hormones pour éviter que l'adrénaline et le cortisol en excès ne nous fabriquent des ulcères ou des cancers.

L'activité physique est l'un des plus sûrs moyens de redonner du tonus à un organe agressé et de l'équilibre à un métabolisme perturbé.

On comprend ainsi que si l'on n'a pas décidé d'en faire un hobby ou son métier, le sport pour le sport n'a que peu d'intérêt. Mais puisqu'il faut bouger, autant en choisir un ou deux qui nous plaisent et joindre l'agréable à l'indispensable. Comme nous éprouvons parfois le besoin instinctif de hurler quand la peur ou la douleur sont trop fortes, notre corps doit s'exprimer pour libérer nos tensions internes. Mais le tout étant de retrouver le bien-être qui est l'harmonie, il est clair que ce n'est pas en nous forçant, nous brimant et souffrant que nous y parviendrons.

Si vous avez horreur de la gymnastique ou du vélo, vous parviendrez tout juste, en les pratiquant, à vous fatiguer. Mais vous ne serez ni plus heureux ni plus équilibré pour cela, tout juste plus surmené, donc plus sensible encore aux stress dont vous étiez sensé vous désintoxiquer.

J'ai vu trop de gens usés, fatigués, vieillis avant l'âge pour ne pas, une fois de plus, crier au loup contre toutes les gymnastiques traumatisantes en forme d'aérobic. Le trop est toujours l'ennemi du bien.

Ceux qui s'épuisent au body building, pratiquent à outrance le sport ou la gymnastique, le font rarement par amour de l'art. Ils espèrent tirer de cette souffrance une récompense : une silhouette parfaite, des muscles galbés. C'est souvent l'inverse qui se produit. Dessèchement de la peau, rides précoces, raideurs et douleurs musculaires, cellulite, stress et nervosité extrêmes sont les effets secondaires les plus courants d'un excès d'activités physiques violentes et mal contrôlées. Par un phénomène bien connu des médecins, leur organisme, de surcroît, s'habitue à ce surrégime qui devient une drogue dont ils ne peuvent plus se passer, multipliant par là même ses effets pervers.

Ces forcenés du sport nous consultent parfois et ils sont pour nous des patients difficiles. Tous présentent les mêmes symptômes : douleurs du dos, des articulations, du ventre, mais ils n'écoutent pas plus nos conseils que ceux de leur médecin tant ils sont persuadés d'être des spécialistes du corps, convaincus qu'ils savent tout de son fonctionnement et de ses besoins.

Sylvie

Exemple type des méfaits d'une gymnastique trop agressive sur quelqu'un de sain, Sylvie est venue me consulter pour des douleurs cervicales et lombaires. A la palpation, je trouvais à cette jolie fille d'une trentaine d'années un dos très dur et douloureux et une nervosité excessive. Elle m'avoue qu'elle dort mal, d'un sommeil agité, et se réveille plusieurs fois par nuit. Naturellement, elle est fatiguée au réveil et éprouve souvent des coups de pompe dans le courant de la journée.

L'histoire de Sylvie est édifiante. Secrétaire dans une compagnie d'assurances, plutôt jolie, je suis sûr qu'elle était une de ces filles mignonnes à regarder dont on ne pouvait imaginer que leur physique leur pose le moindre problème. Sylvie, elle, se trouvait trop ronde. Pas vraiment grosse, mais elle aurait aimé perdre deux ou trois kilos. Elle a commencé à suivre un régime, puis un autre, remplacé ses déjeuners par une mixture liquide ou un paquet de biscuits spéciaux, jeûné, supprimé ceci ou cela... elle a maigri, puis regrossi, et surtout gagné une cellulite diffuse un peu partout qui l'a beaucoup perturbée.

Parce qu'elle est volontariste, elle s'est mise à la gymnastique. Trois fois par semaine — naturellement à l'heure du déjeuner — elle s'agite, se déplace, transpire, persuadée que de ce dur combat elle sortira vainqueur et que sa cellulite fondra.

A mes questions, elle répond que « non, on ne lui a pas montré comment placer son corps ni expliqué comment respirer ». Elle finit par comprendre que de mauvaises postures ont créé ses maux de dos et occulté sa fatigue. Agacée de souffrir, Sylvie consulte d'abord un rhumatologue. Il lui a fait des infiltrations — sans résultat — et ne s'est pas inquiété de ses cours de gymnastique.

J'ai eu du mal à convaincre Sylvie de renoncer à sa gym et de la remplacer par des séances de dos crawlé et, pendant le week-end, de la marche et du vélo. Ce ne fut guère plus facile de lui apprendre à respirer, car elle avait appris à bloquer sa respiration. Je l'obligeai à pratiquer toutes les deux heures pendant deux minutes des inspirations et expirations profondes de cinq à huit secondes chacune. Pour rééquilibrer son sommeil, je lui demandai de supprimer les excitants (thé, café...) et de renoncer à toute activité physique importante après 17 heures. J'ai mis quinze jours à la persuader et un mois et demi pour la soigner.

Aujourd'hui, elle est calme, dort, n'a plus mal au dos... et a perdu deux kilos. Elle suit mes cours de gymnastique douce auxquels elle est inscrite, on la surveille, on la conseille, elle ne traumatise plus son corps.

La première règle est de choisir un sport que vous aimez, une activité que vous plaît, à vos mesures, qui sache vous apporter du plaisir, non des courbatures et des claquages. Le plaisir du mouvement fait partie de la thérapie du mouvement.

Trouver du plaisir à un sport quel qu'il soit, de préférence d'endurance — marche, vélo, natation, course à pied — suppose de s'y être préparé. Même si vous êtes paresseux, pensez que votre corps a besoin d'être entretenu. Assouplir ses muscles, dérouiller ses articulations est indispensable si l'on ne veut pas finir par vivre au ralenti, à l'économie, malade de rien peut-être, mais handicapé pour tout. Encore faut-il avancer pas à pas et préparer son organisme aux efforts qu'on veut lui demander.

Prenez un vélo après dix ans d'abstinence, sous prétexte que vous en faisiez comme un champion quand vous étiez petit et que votre neveu vous lance un défi, vous peinerez à la première côte et, si vous insistez, marcherez en canard le reste de la semaine sous l'œil goguenard de vos collègues de bureau. Mais si vous aimez découvrir les chemins de la région où vous passez vos week-ends, faites quelques kilomètres, puis un peu plus, montez un peu, puis un peu plus, descendez quand vous êtes fatigué, et vous serez étonné de voir, au bout de quelque temps, que vous pouvez aller, gaillardement, de plus en plus loin.

Nicole

Elle avait cinquante-six ans et cinq ou six kilos à perdre lorsqu'elle est arrivée à la ferme de bien-être. Elle était fatiguée, déprimée, se désolait d'être enrobée de cellulite, avait les jambes lourdes et prenait des somnifères pour dormir. Elle avouait n'avoir pratiqué depuis bien longtemps aucune activité physique. Séparée de son mari, des enfants mariés qui la délaissaient, elle vivait seule, absorbée seulement par son travail qui était devenu sa seule occupation. Elle se traînait, disant qu'elle attendait la retraite, mais la redoutant au fond d'elle-même. Je lui ai promis de la remettre sur pied en une semaine, elle a ri. Sans me croire.

Pendant deux jours, je l'ai laissée dormir. Quand elle se réveillait, on lui donnait un bouillon de légumes et elle repartait aussitôt se recoucher.

Le troisième jour, elle est apparue, plus dispose, pour prendre avec nous le petit déjeuner. Elle a assisté au cours de gymnastique douce sans faire aucun mouvement, ne pratiquant que des exercices de respiration et récupérant, entre deux séries, en bâillant et s'étirant comme un enfant.

Quand nous sommes partis à vélo pour la piscine, à sept kilomètres de là, elle voulait nous suivre, je le lui déconseillai. Elle insistait tant que je lui trouvai un vélo confortable, mais ne l'autorisai à faire que le tour de la ferme si ça l'amusait. A notre retour, elle rayonnait. En roulant doucement, deux ou trois kilomètres, elle avait retrouvé ses souvenirs d'enfance, quand elle se baladait à bicyclette près de chez ses parents, à Compiègne.

Après le déjeuner et une demi-heure de sieste, je la traitai doucement. Elle avait le corps spasmé et douloureux, les jambes gonflées, la cellulite avait envahi son ventre, ses cuisses, ses bras. Pris dans ce corset, son corps ne respirait pas. Je la massai pendant une demi-heure et l'envoyai dormir sous les tilleuls.

Le quatrième jour, Nicole, si triste le premier jour, souriait. Elle mangea de bon appétit, fit quelques mouvements pendant la gym et vint avec nous à la piscine. Deux ou trois fois, elle posa le pied pour se reposer, mais reprit son guidon et fit quelques longueurs avant de se reposer, à l'ombre, un bon moment. Au retour, elle pédala comme nous sept kilomètres et en parla comme d'un exploit.

A la fin de la semaine, Nicole avait perdu sa fatigue, ses cernes, sa tristesse et trois kilos. Je lui demandai de venir me voir, à Paris, deux mois plus tard.

Elle vint, mais elle était une autre : mince, détendue, bien coiffée. Sous mes mains, son corps était souple et sa cellulite avait presque disparu. Elle continuait ses exercices de respiration et faisait dix minutes par jour de gymnastique douce, prenait le temps de manger calmement et avait retrouvé le plaisir de sorties entre amis. Elle avait arrêté tous ses médicaments.

Pour elle, comme pour tant d'autres, je n'avais été qu'un

starter, le tout petit coup de pouce qui, à un moment, vous met sur la bonne voie. Le reste est en vous.

S'adapter, ne pas forcer, récupérer sont les trois principes d'un sport réussi. Avec l'intelligence de choisir celui qui vous convient le mieux. Avoir un peu mal au dos ou un peu mal au ventre n'est, à mes yeux, pas une excuse pour rester affalé dans un fauteuil, au contraire. Mais s'acharner à jouer au golf pour faire bien quand on a les lombaires en marmelade relève du masochisme.

Le meilleur des sports est aussi le moins snob : la marche.

J'y ajouterais volontiers la danse si elle n'était devenue un exercice hystérique que l'on pratique sans regarder ni toucher son ou sa partenaire. Je pense à la danse rythmée sur une jolie mélodie, la danse tendre et sensuelle qui dénoue les corps et les tensions. J'ai l'impression qu'elle n'est plus qu'un souvenir.

Le sport est un spectacle

L'amour du sport peut commencer devant un écran de télévision. Je sais qu'on a souvent décrié ces amateurs en chambre qui se passionnent, bien assis sur leurs fesses, se contentant de crier pour saluer les buts marqués par d'autres. On rit de ces amateurs pantouflards qui, des stades, ne connaissent que les gradins et du tennis la finale de Roland-Garros qu'on regarde chez soi, entre amis, en sirotant un verre.

Je ne suis pas de ceux qui nient le sport spectacle, car c'est évidemment en admirant les champions dans la grande descente de Val-d'Isère qu'on découvre le ski, pas en regardant des débutants faire du chasse-neige sur une piste verte. Je considère comme un bienfait public la place de plus en plus importante prise par le sport à la télé. Je bénis les cent trente heures d'antenne sur les jeux Olympiques et je parie que les Platini et Papin ont fait plus de petits footballeurs que deux mille heures d'éducation physique. Car l'homme est ainsi : il a besoin d'admirer pour essayer, de s'identifier aux champions pour persévérer, et de rêver d'exploits pour réussir. Et tant mieux. Qui croit sérieusement qu'il sera Carl Lewis ou Jimmy Connors ? L'important est d'avoir suffisamment envie de leur ressembler un peu pour s'y mettre, à son heure et à son niveau.

Si la télévision est un art solitaire, l'ambiance des stades est particulièrement conviviale. L'esprit de jeu, la rage de gagner s'emparent des supporters d'une équipe ou d'un champion. A un match de foot ou sur la route du Tour de France, on crie, on se parle, on tape des mains, on se lève, le sport est physique aussi pour les spectateurs, et, dans les grandes compétitions, règne une ambiance qu'on ne trouve nulle part ailleurs. Cette chaleur, cette émotion, cet enthousiasme font aussi la beauté d'un sport.

Et pourquoi ne pas utiliser la télévision pour donner à nos enfants le goût de la gymnastique. Sans doute y trouveraient-ils plus de charme qu'à des cours fastidieux sous des préaux sinistres.

Allez-y

Le sport est œcuménique : il rapproche des gens de milieux et d'âges différents, naturellement, sans que nul n'y trouve rien à redire. Où, sinon sur un court ou un stade, trouve-t-on côte à côte, habillés pareil et transpirant de même, un PDG et un manœuvre algérien ? C'est que, quand on a passé les vestiaires, on se parle, on s'affronte ou on s'aide, mais on joue. Les contacts sont plus simples qu'ailleurs, plus naturels. Les timides, les snobs, les anxieux, les hypersensibles trouvent là un moyen d'exister, d'être eux-mêmes sans qu'on les juge pour rien d'autre que ce qu'ils sont vraiment.

Évidemment, les sports d'équipe sont en cela préférables aux sports individuels, plus narcissiques, plus durs aussi, car ils demandent plus de technique et d'effort sur soi-même. Une équipe apporte un sens de l'entraide, du partage. On ne doit plus être le meilleur seul, mais le meilleur avec, et l'exploit n'a de sens qu'au sein d'une vraie solidarité.

Si la France a enfin gagné la Coupe Davis, c'est aussi grâce à un formidable travail d'équipe, de soutien moral autant que physique, une histoire d'amitié qu'ont su créer entre les joueurs et eux, Noah, Jean-Claude Perrin, et tous ceux dont dépendait le moral de Leconte et Forget.

Cette fraternité des équipes sportives s'allie à un sens réel de l'autre, à une sympathie, une égalité d'humeur qu'on trouve aujourd'hui dans bien peu de groupes humains. Il peut paraître naïf d'aimer ces endroits où l'on parle fort, où l'on se tutoie, on se tape sur l'épaule, on s'apprécie pour le sens de l'honneur, je les préfère pour ma part à ces bandes où seuls comptent la frime, l'argent, le standing.

Et je constate que mes patients trouvent, dans un club sportif, plus d'amitié vraie et de sens des valeurs que dans bien des endroits où des gens comme eux se fréquentent sans vraiment s'intéresser l'un à l'autre et ne sont en compétition que sur des apparences ou des affaires.

Le corps peut guérir l'esprit

Même si l'on trouve, en assistant à une belle manifestation sportive, un bonheur de nature à nous libérer, au moins momentanément, de bien des angoisses, la pratique d'un sport a d'autres avantages.

Le sport guérit le corps, mais aussi l'esprit. Investir son corps, lui lancer des défis et réussir, sentir après l'effort le bien-être vous envahir lave de bien des soucis. Ils ne disparaissent pas, mais on a plus de force pour les aborder. Parce qu'on est plus en forme. Et que les qualités qui sont celles du sport et n'appartiennent qu'à lui nous donnent une autre manière de les appréhender.

Romain

Sa mère m'a envoyé Romain parce qu'elle ne comprenait pas qu'à dix-sept ans il ait mal au dos. Lymphatique, voûté, elle le trouvait mou et s'inquiétait surtout pour le bac qu'il devait passer à la fin de l'année.

Ce beau garçon d'un mètre quatre-vingt-cinq ne dément pas : il n'a envie de rien, sauf d'abandonner ses études qui l'ennuient.

Il n'a pourtant aucun problème évident, Romain : des parents unis, qui lui laissent beaucoup de liberté, des copains, des flirts et pas mal d'assurance, non, il n'a pas de problème apparent, sinon cette envie de ne rien faire qui le paralyse.

Je soigne son dos et, hommage à sa paresse, ne lui demande de pratiquer que deux ou trois minutes d'élongation matin et soir.

Quatre séances plus tard, ses maux de dos ont disparu, et

il a compris que les longilignes comme lui ont souvent de ces douleurs. Intéressé, il m'écoute sagement.

— Pourquoi n'essaies-tu pas un sport, comme tes copains ?

— Mais je n'aime que le tennis, et mon médecin me l'interdit.

— Moi, je te l'autorise. Vas-y, mais fais, avant et après chaque match, quelques exercices d'assouplissement, d'étirement et de musculation. Et, de temps en temps, va à la piscine et fais du dos crawlé.

Romain joue très bien au tennis aujourd'hui, et, après avoir réussi son bac, il a osé dire qu'il souhaitait entrer dans une école de cinéma.

De lui-même, tous les deux ou trois mois, il m'appelle. Nous faisons un bilan. Nous parlons parfois de son dos, pour en sourire.

Il ne faut pas prendre le corps à la légère. Il est le reflet de nos états d'âme, nous, les thérapeutes, ne le savons que trop. Les hommes réagissent souvent par des douleurs, des troubles, des maladies à un problème, un conflit, un drame.

A l'inverse, un corps sain, en bonne santé, heureux, nous rend plus forts, plus aptes à affronter les difficultés.

Il m'est arrivé souvent de rendre à un patient sa joie de vivre en même temps que sa santé. Ou, au moins, sa capacité à assumer ce qui ne peut être effacé, ou à se battre pour conquérir une vie meilleure.

J'ai choisi de vous raconter l'histoire de Françoise. C'est une histoire douloureuse. Elle montre, mieux que de longues phrases, que guérir son corps permet aussi de guérir son esprit.

Françoise

Quand elle est arrivée chez moi, envoyée par son médecin généraliste, Françoise était en pleine dépression, et, à dire vrai, dans sa vie rien ne tournait rond. Elle exerçait son métier de secrétaire dans un milieu qui ne lui convenait pas, mais elle s'accrochait, car elle avait vécu une longue période de chômage et était terrorisée à l'idée de perdre son job. A quarante-six ans, divorcée, elle passait ses soirées et ses week-ends seule, ressassant son drame : son mari l'avait abandonnée, emmenant avec lui leur fils de quinze ans. Elle ne l'avait pas vu depuis deux ans : l'adolescent ne le voulait pas. Pour lui, elle se sentait devenir une étrangère.

Bien que, depuis, elle prenne des antidépresseurs à haute dose, Françoise ne dormait plus. Elle avait le dos dur, la nuque douloureuse, le ventre spasmé. A bout de nerfs, elle pleurait chaque fois que je la touchais. Un jour, après le traitement, elle me raconta.

Elle vivait, au temps de son mariage, dans une maison isolée. Après deux cambriolages, son mari acheta un fusil de chasse qu'il démonta et cacha dans divers endroits de la maison. Un jour, Françoise trouva son fils jouant avec le fusil remonté. L'enfant eut peur, tira, sans l'atteindre. Choquée, elle lui donna une paire de claques et s'effondra en larmes. Un de leurs amis, psychiatre, tenta de faire parler l'enfant, mais en vain, et décida de le mettre en observation à l'hôpital. La seule explication que l'on put lui tirer en un mois fut : « Une force me dit de tuer ma mère. »

Françoise et son mari s'entendaient bien, à l'époque. Il était doux, effacé. Elle représentait la force et l'autorité aux yeux de son fils ; le père lui passait tout, elle tentait de l'élever ; il était leur seul motif de discorde.

— Surtout ne le contrariez pas, dit le psychiatre en le rendant à ses parents.

L'enfant grandissait, capricieux, protégé par son père et les médecins. Françoise, rejetée, est entrée dans une dépression de plus en plus profonde. Puis ils sont partis.

Il fallait avant tout l'aider à retrouver le sommeil, j'ai donc traité en priorité certains centres nerveux commandant les systèmes sympathiques et parasympathiques. Françoise supprimait les somnifères doucement, petit à petit. Après trois mois et douze séances, elle dormait enfin sans aucune pilule.

Parallèlement, j'avais traité son dos et son ventre, elle souffrait de colopathie et de constipation. Le médecin de Françoise continuait à la suivre, la poussant à ne pas interrompre mes traitements. Il l'a beaucoup aidée : doublement prise en charge, elle se sentait en sécurité.

Quand elle a commencé à aller mieux, je lui ai imposé une heure de marche le soir en rentrant du bureau, en prenant dix minutes de repos toutes les trente minutes. Une heure et demie, le samedi et le dimanche au parc de Saint-Cloud, proche de son domicile. Au début, ce fut difficile. Malgré le temps d'arrêt, Françoise s'essoufflait, se fatiguait. Je lui faisais remarquer qu'en tout cas elle n'avait aucune courbature le lendemain.

Progressivement, sans presque s'en apercevoir, Françoise est passée de la marche à un footing très doux : elle retrouvait son corps, des sensations, un plaisir qu'elle avait oubliés. Les avait-elle seulement connus un jour ? Deux fois par semaine, elle a fait, sous ma surveillance, de la gymnastique douce et est devenue une de mes meilleures élèves. Elle qui ne pouvait, quand je l'ai connue, lever ni un bras ni une jambe ne peut plus se passer de gymnastique ni de ses marches. Elle se laissait aller, elle est devenue coquette. Elle paraissait plus de cinquante ans, on lui donne la quarantaine.

Si j'ai un conseil à vous donner, c'est de n'écouter que vous-même. Si vous êtes de ceux que la seule idée de pratiquer un sport fatigue à l'avance, prenez le conseil d'un thérapeute. Il vous aidera, vous préparera, vous mettra en condition de retrouver l'envie de bouger pour faire exister votre corps. Ensuite, ou si vous êtes de ceux qui ont envie de faire quelque chose mais ne savent pas quoi, essayez. Ne soyez pas sectaire. Cherchez l'activité qui saura vous séduire et les gens avec lesquels vous vous sentirez bien pour les exercer. Le reste est affaire de plaisir, et, au plaisir, on prend toujours goût.

Faut-il conclure quand on parle du corps, sinon pour revenir à la séduction dont nous parlions plus haut. Il est certes un sens à ce mot, mais peut-on le traduire en définition ? Je sais que le pire des clochards peut être séducteur, mais qu'à renoncer complètement à séduire, on risque de devenir un sans-abri de l'âme, sans amour et sans amitié. Peu importe ce que l'on est, si on l'est de naissance ou si l'on a fait, pour le devenir, des efforts insensés, l'important est d'être tourné vers ceux auxquels on veut plaire. D'être ouvert. De vouloir, à force d'être aimable, gagner l'amour des autres. Donnons, les autres sauront un jour nous le rendre.

Aimer

Tout le monde a besoin d'amour, mais l'amour est aujourd'hui la chose la plus mal partagée du monde. Ils sont innombrables les mal aimés, les pas aimés qui traînent un mal de vivre qu'ils refusent généralement d'appeler par son nom. Car on ne dit pas « ces choses-là ». C'est souvent au bout de plusieurs séances, lorsqu'ils retrouvent peu à peu leur énergie, que mes patients m'avouent : « Mon mari me trompe » ou « Il ne me touche plus depuis des années » ; ou encore : « Ma femme travaille tout le temps, elle n'a plus d'attentions pour moi, plus de tendresse, plus de caresses, plus de temps. »

Solitude, indifférence, silence. Les couples se font dans la précipitation, se défont dans la colère. On croit retrouver la liberté, on s'aperçoit qu'on s'est jeté dans le vide. Mais l'être humain ne supporte pas le vide affectif, la vacance des émotions. Il a besoin de plaire, de vibrer, d'éprouver des sentiments et des sensations, de satisfaire ses pulsions qui sont des formes de son instinct de vie.

Les raisons pour lesquellles l'amour n'a cessé de se compliquer sont multiples, on le sait bien. Sans entrer dans des considérations historico-sociologiques, je dirais volontiers que si j'en crois les confidences de mes patients, deux causes majeures sont à l'origine du dérèglement des couples.

D'abord, la pression de la société, relayée par les médias et amplifiée par les courriers du cœur en tout genre en passant par le cinéma, a imposé des modèles auxquels, à moins d'être un Rambo du sexe ou une hétaïre de haut vol, il est bien difficile de se conformer. Dans un pays gaulois comme la France, virilité et féminité triomphantes relèvent quasiment du patriotisme. A priori, nous étions donc bien placés pour affronter avec brio la libération sexuelle des années soixante-dix. Malheureusement, les prouesses de nos grands-parents se passaient à l'abri de leur chambre à coucher, voire dans les alcôves accueillantes de demoiselles peu farouches mais discrètes, pas sur grand écran avec les autres pour témoins.

Aujourd'hui, la vie privée n'est plus privée. On fait l'amour en pensant à Kevin Kostner ou à Julia Roberts ou, pire, après avoir lu en résumé, dans un journal féminin les théories des sexologues et contemplé les travaux pratiques à la télé sous forme des films pornos diffusés en permanence. On croit ainsi savoir ce qu'il faudrait faire et on en déduit, faussement, que c'est ce que font les autres. On confond la fiction et la réalité, le *Kamasutra* avec le lit conjugal, et on prend pour normales des prouesses destinées à distraire les pervers et faire rêver les esseulés.

Notre époque est marquée par la recherche de la performance. On applaudit les champions, on encense le moindre des records, tout ce qui n'est pas exceptionnel paraît fade, seulement voilà, l'amour n'est pas un sport et les recordmen du sexe ne sont pas légion. Ils ne sont d'ailleurs pas forcément les meilleurs amants.

La seconde raison est d'ordre plus psychologique que physique. Modernité va forcément de pair avec libération. Libération des femmes, d'abord, mais aussi des corps. Les tabous sont morts, vive l'amour libre, sans fioritures avant ni complications inutiles après. On se prend, on se laisse et tout ça n'a pas trop d'importance. L'avortement et la contraception ont eu raison des peurs féminines, le mépris généralisé de l'institution du mariage — sur lequel, d'ailleurs, on revient à grands pas — a fait le reste.

Certaines conquêtes étaient essentielles. Le planning familial et la loi Veil autorisant les interruptions de grossesse ont rendu aux femmes leur dignité en leur offrant le droit de choisir. L'explosion post-soixante-huitarde et la libération sexuelle prônée comme un art de vivre ont fait autant de mal que de bien à des gens souvent peu préparés à en profiter. On pourrait imaginer que près de trente ans, donc une bonne génération, plus tard, chacun s'y est habitué ou, en tout cas, a trouvé son propre équilibre. Lorsque tout est permis, il suffit de choisir ce qui est bien pour soi. Mais le corps va moins vite que la tête, et les mœurs changent moins vite que les idées.

Les couples étaient faits pour durer et duraient parce qu'un homme ou une femme mariés n'imaginaient pas de mettre leur foyer en péril pour un oui pour un non. On restait, sauf si l'on ne pouvait pas faire autrement. Aujourd'hui, on s'épouse en se disant déjà : « Si ça ne va pas, je pourrai toujours divorcer. »

Cette révolution n'en est plus une : le bouleversement est devenu notre vie quotidienne. Or, tout se passe comme si, au fond d'eux-mêmes, les jeunes et moins jeunes adultes de cette fin du XXe siècle n'avaient pas encore intégré ces changements. Ils étaient peut-être prématurés, ou ils ne correspondent pas à ce que la majorité voulait vraiment. En tout cas, on en souffre. L'impatience et la violence ne siéent pas à l'amour.

Il est un autre facteur que l'on peut difficilement passer sous silence, même s'il est plus récent, c'est le sida. Il est clair que commencer sa vie sexuelle avec, en toile de fond, l'image mortifère d'une maladie incurable est un poids qui pèse gravement sur les chances d'épanouissement des jeunes générations. Encore que pour celles qui les ont précédées, l'aventure sexuelle n'ait pas toujours été paisible. Il y eut la syphilis, puis les MST (maladies sexuellement transmissibles), puis l'herpès, sans compter la peur continuelle, permanente, de « tomber enceinte » qui, pour n'être pas mortelle, n'en était pas moins un frein aux élans les plus sincères et a voué à une abstinence forcée la plupart des femmes d'avant la pilule. Si bien que depuis des lustres, peu d'hommes et de femmes ont pu laisser libre cours à leur sexualité sans peur ni souci. Sans nier le caractère particulièrement atroce d'une maladie qui conduit ceux qui en sont atteints vers une mort terrible et inévitable, je ne crois pas que l'on puisse attribuer au sida toutes les difficultés amoureuses des gens d'aujourd'hui. A fortiori lorsqu'on constate, comme moi, que la peur du sida reste très intellectuelle et que — comme on croit que les accidents sont toujours pour les autres — la plupart des gens estiment que le danger n'est pas pour eux.

Reste le temps, dont on parle moins, et qui me paraît à moi essentiel. On a moins de temps pour l'amour, comme pour le reste. On bosse, on court, on se dépêche, on est speed, crevé, vanné, bref on est stressé, et le stress est le meilleur antidote à l'épanouissement sexuel. Les soucis et le surmenage anéantissent la virilité, et ces maladies de société font aujourd'hui plus de handicapés de l'amour que le sida.

Il suffit d'écouter ce qu'on veut bien nous dire, d'ouvrir les yeux, de réfléchir, pour s'apercevoir que si l'amour est devenu une galère, nous sommes nombreux dans la même galère. Sans pour autant qu'on en parle ni que les choses changent. Il n'est pas de bon ton d'avoir des problèmes de cœur et encore moins des difficultés sexuelles. On altère son image de marque à avouer que « ce n'est pas toujours le pied ». Alors on encaisse. Et on somatise. On s'épanche dans le secret d'un cabinet quand on n'en peut plus. Parfois, on le regrette.

Dommage, parce que ça aussi s'arrange si on le veut.

Pour être heureux en amour, il faut vouloir être heureux en amour

Nous avons tous le droit d'être heureux en amour, le droit au plaisir, et nous y avons droit sans partage et sans conteste. Je le crois, je le proclame, et si j'en ai fait le titre de ce livre, c'est parce que je suis sûr que chacun de nous peut acquérir ce droit. Je dis bien acquérir, autrement dire gagner, car ce n'est pas parce qu'on a droit au plaisir que l'on a du plaisir. Ni parce qu'on est fait pour le bonheur et l'amour qu'on est automatiquement heureux et amoureux. Le plaisir et l'amour ne vous tombent pas dessus, il ne suffit pas de les attendre pour qu'ils arrivent, il faut aider la chance, les chercher un peu pour les trouver. Et encore, pas à n'importe quel prix.

Chaque individu a ses bonheurs, sa propre façon d'être heureux, ses plaisirs lui sont personnels, ses passions sont intimes, ses orgasmes incommunicables. Il y a pourtant des lois, des points communs entre êtres humains d'une même société, tant il est vrai que le milieu dans lequel nous évoluons influe sur nos mentalités et nos comportements.

Le fruit de mon expérience n'est sûrement pas utile pour régler les problèmes de couple des aborigènes d'Australie, mais de longs contacts avec mes patients, leur confiance, leurs confidences m'ont appris au fil des années que les Français d'aujourd'hui partagent bien des rêves et parfois leurs fantasmes. S'ils ne se ressemblent pas comme des frères, leurs expériences sont jumelles et leurs espoirs les rapprochent. Ce sont leurs vies, leurs histoires parallèles qui m'ont amené à cette conviction simple : pour être heureux, il faut d'abord vouloir être heureux.

Elyane

A quarante-trois ans, elle est encore célibataire. Pas pour longtemps. Il me semble que sa vie a été celle de bien des femmes d'aujourd'hui.

Fille unique, couvée par ses parents, Elyane n'est pas sortie jusqu'à dix-neuf ans. Il est vrai que c'était une autre époque... Mais lorsque ses parents ont déménagé pour la province, elle a décidé de rester seule à Paris et de s'assumer. Ils ont accepté avec difficulté, mais elle terminait ses études, et finalement ils ont cédé. Elle a eu des amants, mais s'ils l'épanouissaient sexuellement, ils ne lui apportaient pas ce qu'elle cherchait : une vie stable, un foyer, des enfants. Elle a connu des hommes mariés qui refusaient de divorcer, des hommes à femmes qui la trompaient, elle était gentille, elle ne savait pas s'imposer. Après plusieurs liaisons et deux avortements, Elyane, vers trente ans, se posa des questions.

Renoncer aux hommes ? Pas question, elle aimait faire l'amour et souhaitait toujours construire un couple, se faire une famille. Alors, trouver un homme ? Oui, mais où ?

Elle dit :

— Le vendredi soir, quand je quittais le bureau, mes collègues me disaient « Bon week-end ». Mais je savais que je ne verrais personne jusqu'au lundi matin. J'étais seule, triste, je grignotais pour passer le temps. Je n'avais pas le goût de prévoir un programme avec des amies, de m'organiser.

Elyane s'est inscrite dans une agence matrimoniale.

— C'était la seule possibilité pour moi de rencontrer des hommes seuls, comme moi, avec lesquels je pourrais nouer une vraie relation.

Elle en a rencontré. Des hommes intéressants, intelligents, sympathiques. Un journaliste, un homme d'affaires, avec aucun, ce ne fut le grand amour.

Elle avait connu Roland il y a bien longtemps, il était ami de l'un des hommes de sa vie. Il était alors marié, coureur et infidèle, toujours avec une femme différente mais refusant de divorcer. Elle l'a retrouvé par hasard, lorsqu'il est entré à la direction de la société pour laquelle elle travaillait.

Elle ne se rappelle plus très bien les débuts. Ils ont bu un verre, sûrement, ils ont dîné, se sont revus, il avait fini par se séparer de sa femme, plusieurs années avant. Il était attentif, tolérant, ils s'entendaient bien sexuellement. Ils ont vécu ensemble.

Roland voyait beaucoup ses enfants, déjà grands, auxquels il passait tout. Ils étaient agréables avec elle, elle trouvait normal de les avoir toutes les semaines et pendant les vacances, s'étonnant seulement de les voir si gâtés, si protégés de toute difficulté, elle qui avait dû travailler dur et se battre pour s'en sortir.

Roland ne parlait pas de divorce. Elle en souffrait mais se taisait aussi. A quoi bon ? Elle n'était pas sûre d'elle et elle aurait eu trop peur de le perdre.

Elle est venue me voir pour son ventre, qu'elle trouvait gonflé, et ses trapèzes, très tendus. Elle parlait, beaucoup. Elle s'inquiétait : si elle allait se retrouver seule. Il était clair que les problèmes d'Elyane venaient de son stress, de cette façon de vivre sur la défensive en inhibant ses sentiments et ses opinions.

Un jour, Roland lui a annoncé son divorce. Il avait déjà entamé la procédure sans le lui dire. Elle est heureuse. Elle devra apprendre à supporter les enfants et leur éducation qu'elle n'a pas choisie, la faiblesse de Roland vis-à-vis d'eux, elle devra composer. Mais son bonheur, enfin, est entre ses mains.

Couples : ceux qui plaquent tout, et pourtant...

Les couples furent un ciment de la société, toutes classes confondues. On se battait ou on se boudait, on se déchirait et on se réconciliait, mais on se mariait pour la vie et, la plupart du temps, ça durait toute la vie. On est passé, disons-le, des noces d'or au feu de paille. Les couples qui durent sont cités en exemple ; un divorce sur trois mariages, ce n'est plus un fait de société, c'est un mode de vie communautaire. On se quitte pour tout et pour rien, un soupçon, une dispute, une envie de conquête, l'idée qu'ailleurs l'herbe est plus verte, la peur de manquer une aventure, une expérience, un ras le bol momentané. Pire, on se quitte sans réfléchir, sans essayer d'abord d'arranger les choses.

Facile, trop facile.

Si je commence par le couple, ce n'est pas par conformisme, mais parce qu'à l'évidence nous cherchons tous le bonheur parfait, c'est-à-dire le couple parfait.

Si nous avons, un jour, choisi un compagnon ou une compagne, c'est que nous avions nos raisons. Nous étions amoureux, il (elle) nous plaisait plus que tous ceux que nous avions rencontrés jusque-là, nous avions confiance, suffisamment en tout cas pour être sûr que nous pouvions, ensemble, construire quelque chose pour la vie. Nous y croyions.

Pourtant, lorsque survient une crise, tout est balayé. Nous laissons tomber sans remords, et surtout sans indulgence. Sans maturité.

Nous réagissons comme les enfants : privés d'un jouet, ils se mettent à hurler. En une seconde, pour un non, un huitième tour de manège ou une sixième barre de chocolat refusés, ils montent au paroxysme de la colère.

Caroline

Elle avait un mari riche et trois enfants. Jeune fille de la bonne bourgeoisie, elle n'avait jamais travaillé, recevait les amis de son mari dans son appartement de Neuilly et veillait sur les études de ses trois enfants.

C'était un homme d'affaires brillant, elle était bourgeoise et peu intellectuelle, ils étaient mariés depuis seize ans, sans nuage.

Elle lui reprochait vaguement de n'être pas aussi chic qu'elle l'aurait souhaité : il cultivait le genre self-made man, parti de rien et fier d'étaler une richesse qu'il avait acquise à force de travail.

Il se disait parfois qu'elle aurait pu être plus chaleureuse, plus attentive. Mais ni l'un ni l'autre ne trouvaient qu'il y avait là de quoi fouetter un chat.

Un matin, au courrier, une lettre anonyme courte et banale : « Votre mari vous trompe. » Caroline pleure beaucoup, appelle toutes ses amies pour les prendre à témoin, exige le divorce. Il refuse. Oui, il a eu une aventure sans importance et sans lendemain. C'est d'ailleurs parce qu'il n'a jamais eu l'intention de poursuivre que l'autre, exaspérée, a envoyé la lettre. Caroline ne cède pas. Les enfants s'en mêlent.

Pendant trois mois, il tente tout pour la convaincre de ne pas divorcer, sans succès.

Un an plus tard, il est remarié. Deux ans plus tard, il a un autre enfant. Caroline, seule, regrette plus souvent qu'à son tour.

Alain et Sylvie

Ils avaient l'impression que leurs vies se confondaient. Copains d'enfance, flirts de lycée, mariés à vingt ans, deux enfants à vingt-cinq, leur complicité était totale. Études, premiers jobs, nuits sans sommeil pour avancer, faire carrière, et le début de la réussite. A quarante ans, Alain sort de plus en plus souvent seul, il part en week-end. Sylvie reste à Paris, elle ne se méfie pas. Un amour comme ça, elle est sûre que les autres ne savent même pas ce que c'est. Puis elle s'étonne : comment peut-il goûter une soirée, une descente en ski, une balade à vélo sans elle ? Ne sont-ils pas plus que jumeaux, siamois, imbriqués l'un à l'autre, indissociables ? Elle s'inquiète, a des migraines, des palpitations, fait des scènes, interroge. Il n'a rien à dire, sinon qu'il éprouve, soudain, le besoin de « s'aérer », d'aller voir ailleurs, comme un paysan qui n'aurait jamais quitté sa terre déciderait un jour d'aller voir la ville. Il a pris une maîtresse. Pas très jolie, beaucoup moins que sa femme, pas très intelligente, mais qui le rassure. Il jure qu'il ne demande qu'un peu de liberté. Elle hurle que, justement, c'est la seule chose qu'elle ne peut lui donner, elle aime mieux le perdre que le laisser s'échapper un peu. Ils se sont quittés après deux ans de drames continuels. Ils sont malheureux tous les deux.

Thomas

Il est plutôt bien de sa personne et il le sait. Fils unique, Thomas a l'art de recevoir beaucoup et de donner peu de lui-même. Ambitieux, il s'est forgé une image de fonceur que rien n'arrête, d'égoïste talentueux et de play-boy. Il ne veut pas une femme, mais des femmes, toujours ravissantes, toujours amoureuses, qu'il quitte en les faisant pleurer. Il lui arrive, bien sûr, d'avoir envie de s'arrêter. Il est ému parfois, mais pas au point de tomber dans ce qu'il appelle « le piège ». Le mariage, les enfants, ce n'est pas pour lui. Il est et entend rester libre. Rien n'est pire, à ses yeux, qu'une brosse à dents prenant subrepticement place à côté de la sienne. Les filles passent, le temps aussi. « Tu as de la chance, toi, tu n'as aucune charge et aucune responsabilité », murmurent les copains. Il est au régime depuis quinze ans. Il a mal au ventre et au dos. Ses copains le lâchent peu à peu, car il s'aigrit. Il n'imagine pas une seconde avoir pu faire fausse route.

Marielle

De l'avis de tous, Marielle est une bonne journaliste. Toujours disponible, toujours sur la brèche, elle adore son métier, et il le lui rend bien. On l'apprécie, on la connaît, et elle s'amuse. De reportage en reportage, elle a oublié de se fixer, refoulé ses désirs d'enfant et laisse se défaire ses histoires de cœur : elle fait des concessions à ses rédacteurs en chef, pas aux hommes de sa vie.

A trente-cinq ans, un homme passe, ni journaliste ni même intellectuel. Il a, dans un organisme public, un de ces postes qui vous laissent du temps, bien payé, mais pas trop. Il est sain, tendre, amoureux comme un fou. Mariage, enfant et, trois ans plus tard, divorce. Il s'effondre sans comprendre. Elle fait front, sans admettre qu'elle n'a pas su confondre ses deux personnalités pour trouver à la fois l'épanouissement professionnel et le bonheur personnel. L'enfant est en psychothérapie. Son ex-mari ne lui donne pas d'argent, et elle est trop fière pour réclamer. Elle travaille comme avant, autant qu'avant, avec, en plus, l'angoisse de trouver une jeune fille au pair à la hauteur, la peur de la fièvre qui empêche qu'on aille à l'école, et la culpabilité permanente de ne pas consacrer assez de temps à ce fils qu'elle adore. Elle se dit parfois qu'être deux doit être réconfortant.

Pourquoi raconter ces histoires ? Parce que je suis sûr qu'elles ressemblent aux vôtres ou à celles de vos amis. Elles disent des choses simples : qu'il faut parfois se donner un peu de mal pour que ça marche, relativiser, se demander au bon moment ce qui est essentiel et ce qui ne l'est pas ; qu'il faut réfléchir avant d'agir, après il est trop tard ; et que l'indulgence est une vertu.

Pour être heureux, il faut être heureux à deux. Mais quand nous affrontons une crise, quand nous sommes irrités ou déprimés, le je reprend le dessus. On traite l'autre en ennemi. On se renferme.

Si j'ai pu aider mes patients, réconcilier des couples, c'est d'abord parce qu'à détendre les corps, un thérapeute détend aussi les esprits. Quand on se sent bien, quand on récupère ses énergies, on aborde les problèmes, quels qu'ils soient, plus objectivement. On est capable aussi de gestes, de caresses, d'élans impossibles si l'on est bloqué. Se retrouver, se toucher, faire l'amour aplanit bien des difficultés en créant un autre climat où l'on peut parler.

Car il est essentiel de s'exprimer, et c'est aussi ce que font mes patients face à moi, qu'ils savent à la fois neutre, tolérant et discret. En disant ce que l'on ressent, on met à jour ses propres contradictions.

Si votre couple est en difficulté, faites-vous aider, sans complexe, aussi bien l'un que l'autre, par un thérapeute ou par un ami qui ne vous jugera pas. Il vous donnera ce que vous n'êtes plus en état de trouver sur le moment : un avis objectif et un soutien qui vous permettront, peut-être, de ne pas faire le mauvais choix. La personne que je soigne n'est pas toujours celle que je devrais traiter.

Adeline et Antoine

Quand il regarde Adeline et leurs trois enfants et pense qu'il est passé à deux doigts du divorce, Antoine en a des sueurs froides. A vingt-quatre ans, il termine ses études de droit et épouse une jolie blonde. Il a eu avant elle bien des aventures, elle a eu des amants. Il est fier d'exhiber cette fille ravissante, elle rêve maison, bonheur simple et famille nombreuse.

Il est venu me voir, il y a quelques années, parce qu'il souffrait du dos et se trouvait tendu, et m'a très vite avoué qu'entre sa femme et lui, il ne se passait plus rien. Adeline s'occupait avec tendresse de leurs deux fils et ne paraissait pas trop en souffrir.

A trente-quatre ans, incapable de supporter cette situation, il était tombé fou amoureux d'une femme qu'il voulait épouser. Mais elle était mariée, elle aussi, et peu prête, semblait-il, à quitter son foyer. Je lui conseillai la prudence.

Quand Adeline lui annonça qu'elle attendait un troisième enfant, il fut fou de rage, persuadé qu'elle l'avait piégé, lui qui faisait si peu l'amour avec elle. Elle était fermement décidée à le garder, la famille, enfants, grands-parents se réjouissaient, Antoine ne décolérait pas. Si sa maîtresse ne l'avait pas quitté à ce moment-là, il aurait abandonné sans remords Adeline et son gros ventre. Mais elle lui a dit non.

Il a fallu le soutenir physiquement et moralement pour qu'il tienne le coup, mais, étrangement, ce troisième enfant a ressoudé le couple malade. Épanouie par une maternité qu'elle au moins désirait, Adeline a réagi, reconquis son mari, retrouvé pour lui des gestes de tendresse oubliés depuis bien longtemps. Il leur arrive de rire en pensant à cette crise qui, pourtant, faillit les séparer à jamais.

Marion

Elle aussi aurait pu se retrouver seule si, à un moment de sa vie, elle n'avait décidé de changer le cours d'un mariage qu'elle croyait perdu. Il faut dire qu'elle n'avait pas eu de chance. Mariée à vingt-deux ans avec un copain de toujours, elle est, à vingt-cinq, trompée et dépressive. Elle fait de la boulimie et se désespère en pensant à sa mère, spécialiste des tentatives de suicide.

Effacée, timide, recroquevillée sur son chagrin, elle pleure beaucoup, sans se battre. Il me faudra longtemps pour la remonter, lui rendre confiance en elle, l'aider à se retrouver pour lui donner la force de ne pas tout subir. Parce qu'elle aimait son mari, elle a décidé d'employer les armes qui lui permettraient de le garder.

Elle s'est maquillée de nouveau, elle a souri, fait croire à des absences bizarres, organisé des trous inexpliqués dans son emploi du temps.

J'ai reçu, il y a peu, un faire-part de naissance. Comme la plupart des hommes, il n'avait pu supporter le doute. Elle a cessé de se comporter en gamine, soigne son apparence, sait le rendre jaloux, un peu, et reste vigilante.

Couples : ceux qui restent, et pourtant...

Si beaucoup de couples peuvent être sauvés, il en est d'autres qui ne le méritent pas. Car si le bonheur n'est pas un dû, le malheur n'est pas une fatalité. J'ai dit que l'indulgence était une vertu, un peu d'égoïsme ne nuit pas pour autant. Pas ce défaut qui replie un être sur son propre nombril et le rend imperméable aux sentiments des autres, incapable de faire le moindre effort pour s'intéresser à autre chose que lui-même, mais l'instinct qui nous pousse simplement à choisir ce qui est bien pour nous et à fuir le malheur.

Le malheur, c'est d'abord l'incommunicabilité, le silence, le non-dit. Lorsqu'un couple cesse de dire, d'exprimer, d'échanger, il est en faillite, et chacun de ses membres est en perdition. Je connais des couples qui, depuis des années, ne se sont pas parlé vraiment. Le matin, ils échangent trois banalités sur le temps, le plombier qui doit passer, les untel auxquels il faudrait peut-être téléphoner. Le soir, ils dînent en silence, puis regardent la télé. Les week-ends passent vite : le matin on dort, la femme fait les courses, le mari du footing ou autre chose, le soir il y a toujours un film à la télé. Il ne sait plus qui elle est. Elle ne sait pas à quoi il pense.

D'autres s'arrangent pour ne jamais être seuls. Enfants, copains, famille, ils ont autour d'eux, en permanence, une foule de gens paravents. Ainsi la froideur de leur couple disparaît-elle dans la chaleur factice d'une bande qui les rassure et les protège contre la solitude.

Il y a ceux, enfin, qui réagissent par la colère, s'affrontent, se disputent, se battent. Quand l'un aime encore alors que l'autre se détache, l'un est fidèle et l'autre ailleurs, ou quand naissent des conflits insolubles, de races, de religions ou d'intérêts.

Lorsque nous sommes déprimés, stressés, désespérés, ceux qui nous entourent ne peuvent pas aller bien. Silences ou conflits, indifférence ou haine, repliement sur soi ou acharnement, signes évidents de notre difficulté d'être, pourrissent l'atmosphère autour de nous. Un couple y résiste un certain temps, pas à long terme.

Vouloir, c'est d'abord savoir. Or l'histoire d'un couple est en réalité l'entrelacs de multiples histoires, de cœur et de sexe, de complicité et de disputes, de territoires partagés et d'autres secrets, de moments enchaînés, tristes ou gais. Quand « ça ne va pas », il faut d'abord se demander franchement ce qui ne va pas et ce qui va encore. Car si on reste, malgré tout, si on supporte, c'est qu'il y a une ou des raisons. Encore faut-il se l'avouer.

Il y a ceux qui restent parce qu'ils sont incapables d'affronter la solitude. Ceux qui préfèrent le confort à l'amour, une image sociale au bonheur, le connu au risque. Il y a les fatigués, les frileux, ceux qui, au fond, s'en moquent. La plupart s'arrangeraient d'une situation bancale s'il n'y avait les autres, les bavardages et le regard des autres. Les aveux que l'on fait et qui nous engagent alors que l'on voulait seulement vider son cœur et exorciser par la parole des décisions qu'on n'est pas prêt à prendre. On dit : « J'en ai marre, ça ne peut plus durer, je vais le (la) quitter », comme on dit « Si tu continues, je te tue », dans un coup de colère. Pour ne pas avoir à le faire.

Si vous êtes de ceux que leur vie ne satisfait pas vraiment, ne parlez pas à ceux qui vous sont les plus proches.

Faites-vous masser et parlez à votre thérapeute. Faites-vous faire un soin dans un institut de beauté et parlez à votre esthéticienne. Arrangez-vous pour que vos paroles restent ce qu'elles doivent être : un exutoire. Et prenez vos décisions seul et sans honte. Il n'est pas glorieux d'avouer qu'on tient à son appartement, à son niveau de vie, à son confort, et alors ? Il est gênant de passer pour quelqu'un qui fait des concessions ? Pensez au prix que payent beaucoup de ceux qui n'en font pas. L'important est de savoir admettre lucidement ce qu'on a et ce qu'on risque de perdre et de trouver ailleurs ou, peut-être, de ne pas trouver.

Si le bilan est désespérément négatif, si rester est une souffrance, si l'insupportable est atteint, alors partez. Sans vous retourner. A la base du bonheur, il y a toujours la sincérité.

Janine

Quand j'ai connu Janine, elle avait cinquante-cinq ans et vingt kilos de trop. Un beau visage, des yeux bleus, une bouche sensuelle, elle avait dû être une très belle femme et le serait restée si elle ne s'était exagérément laissé grossir. Elle était pleine d'humour et me racontait sa vie par bribes, au fil des séances.

Elle s'était mariée jeune et travaillait alors comme secrétaire dans une entreprise de transports dont elle était devenue un cadre apprécié. Son mari, représentant en vins, partait souvent, ce qu'elle acceptait, et s'occupait de moins en moins d'elle, ce qui la désolait. Janine, en vraie femme qu'elle était, avait des besoins sexuels et l'abstinence n'était pas son genre. Dix ans plus tard, elle avait un fils et un mari copain, charmant, bon vivant, mais plus capable de lui faire l'amour.

Janine n'est pas une femme de conflits. Elle a fait, au

moins apparemment, contre mauvaise fortune bon cœur, et le couple maintenait des relations de gai compagnonnage mais de renoncements : elle souffrait, mangeait, grossissait déjà et pleurait en cachette. Elle a réfléchi longtemps et décidé un jour de partir, sans phrases ni d'ailleurs espoir de retour. Elle n'avait pas d'amant quand elle s'est installée dans un petit trois-pièces avec son fils, mais elle voulait vivre, faire l'amour, être heureuse.

Ce ne fut pas facile. Son fils de quinze ans, difficile, exclusif, était auprès d'elle plus jaloux qu'un mari, lui demandait des comptes, faisait fuir ses amis.

Janine a perdu, doucement, quinze kilos en quatre mois. Ponctuelle, appliquée, elle suivait ma méthode avec rigueur et opiniâtreté.

Lors d'un déplacement professionnel, elle a rencontré un garçon qui lui a fait la cour, puis l'amour. Ils se sont revus, elle a vacillé : il avait trente-cinq ans, vingt ans de moins qu'elle. J'ai passé des heures à la convaincre de ne pas rompre au nom d'une différence qui, dans leurs rapports, ne la gênait pas. Il avait voulu la séduire, souhaitait continuer à la voir, contre quelles montagnes se battait-elle donc ? Qu'elle vive cette aventure sans complexe ni d'ailleurs trop d'illusions : elle ne pouvait avoir un goût d'éternité.

Janine parle aujourd'hui d'un homme qu'elle vient de rencontrer et avec lequel elle se sent si bien. Il a cinquante-huit ans. L'autre se détache peu à peu, comme elle. Ils auront ensemble de beaux souvenirs. Son fils grandit. Maintenant qu'il s'intéresse aux filles, il est plus tolérant avec sa mère.

Don Juan, mais timide

Il y a deux sortes de célibataires : les très jeunes et les autres, ceux-ci étant souvent seuls par intérim, entre deux mariages. Mais leurs attitudes ne sont guère différentes et se fondent d'abord sur l'esprit de conquête. L'homme est un chasseur, la femme veut séduire. Reste, pour les deux, la quête de l'autre qui ne cessera que lorsqu'on aura, corps et cœur comblés, trouvé son complément. Du moins, en principe. Car la quête est un jeu auquel on se laisse prendre si l'on n'y prend garde. Du désir de séduire pour créer un couple, on passe vite à la passion d'avoir par jeu et de rejeter ensuite, pour repartir aussitôt vers une autre aventure. Il faut longtemps pour s'apercevoir qu'à conquérir sans jamais rien construire, on s'abîme et on se déprime. Je rencontre tant de ces éternels insatisfaits qui courent, sans jamais s'arrêter, fascinés par leurs seuls exploits vite traduits en scores qui ébahissent les copains.

Marc

Jeune, il courait les filles au point que, lorsqu'il y pense aujourd'hui, il se demande encore quelle folie, quelle immaturité le poussaient. Célibataire, sportif, il ne suivait que son bon plaisir, moniteur de ski l'hiver à Val-d'Isère, plagiste l'été à Saint-Tropez. Et, même s'il travaillait beaucoup, il avait des loisirs : on a toujours du temps lorsqu'on est célibataire. Il aimait les femmes, il les aime encore aujourd'hui, il n'aimait pas une femme. Ces deux facteurs transformaient en sexualité débordante la sexualité normale d'un homme de son âge. Il n'avait en fait qu'une idée en tête : séduire toutes les filles qu'il rencontrait. Il ne leur faisait pas la cour, il leur faisait l'amour. Au bout d'un quart d'heure ou d'une heure, rarement plus, sans prémisses et sans envie de les revoir le lendemain ni une autre fois. Il les prenait vite, mais pas à la hussarde : il se souvient encore de rapports tendres, profonds, harmonieux. Il en prenait beaucoup : une, souvent deux par jour. Elles glissaient sur sa vie sans laisser de traces et sans doute ont-elles, elles aussi, oublié dans l'instant cette aventure légère.

Il les rencontrait au hasard et ne laissait ni à elles ni à lui le temps de réagir. Un sourire, deux mots, trois caresses, et l'on passait à l'acte. Souvent, elles lui disaient :

— Je ne comprends pas comment j'ai pu accepter comme ça, si vite, sans vous connaître vraiment, sans rien d'autre que la satisfaction d'un désir immédiat et incontrôlé !

Il savait, lui, que c'était cela ou rien.

Il était — laquelle l'aurait cru ? — incroyablement timide, peu sûr de lui, incapable de se mettre en avant.

Il savait que s'il ne les possédait pas ainsi, presque à l'arraché, il n'arriverait à rien.

Si l'une d'elles lui disait : « Non, dînons ce soir, parlons, n'allons pas trop vite », il acceptait, bien sûr, mais l'enfer commençait dès qu'ils étaient installés au restaurant.

Il s'inquiétait : « J'ai mal choisi l'endroit, c'est trop bien, ou c'est moche, il y a trop de bruit, ou pas assez, je parle trop ou pas assez. » A la fin du dîner, il se retrouvait le plus souvent seul, furieux contre lui-même.

Entre sa vingtième et sa trentième année, Marc ne sait plus combien de femmes il a connues. Connues ? Effleurées plutôt, car il ne gardait rien de ces rencontres dont il dit aujourd'hui qu'il en a le souvenir de dix ans de solitude. Il aurait pu continuer indéfiniment, comme un joueur ne quitte la table du casino, ou un drogué ne peut s'arracher à la cocaïne.

Casanova se nourrit de sa drogue dont le besoin grandit avec le temps.

« Imagine, me disait un autre ami de l'époque, je suis au lit avec une femme. Nous avons fait l'amour, nous sommes bien, détendus.

» C'est l'été, la fenêtre est ouverte. Il est peut-être 2 heures du matin. Sur le trottoir, j'entends le pas d'une femme, le son sec des talons sur le trottoir. Me vient l'envie irrépressible de me lever, m'habiller, descendre pour la suivre.

» Mais suivre un désir, un rêve de femme, n'est pas suivre une femme, et poursuivre un amour qu'on imagine n'est pas l'amour. Posséder sans garder est une illusion. »

A trente ans, Marc a rencontré une fille qu'il a aimée, épousée, avec laquelle il a eu trois enfants. Vingt ans plus tard, il sait qu'elle est toujours la seule femme de sa vie. Il lui a donné énormément d'amour. Elle a toujours fait preuve d'une infinie patience.

Fanny

Je connais une jeune fille de dix-sept ans à peine. Bonne famille, école privée, éducation sans faille, elle couche avec tous les garçons qui veulent bien d'elle et cela fait beaucoup : trois ou quatre différents, peut-être, par semaine.

Dépravée ? Je n'en suis pas si sûr.

Ses amies se détournent. Les filles de sa classe refusent d'être vues trop souvent avec elle.

Ses parents se désolent. Ses amants de son âge se vantent de l'avoir eue.

Personne ne veut croire qu'elle a peur, simplement, de n'être pas aimable, d'être seule, de grandir...

Les dons Juan, hommes ou femmes, sont toujours de grands timides.

Jean

Certains diraient de Jean qu'il est un don Juan type. Il papillonne de fille en fille, toujours jolie, plus jeune que lui de trente ou quarante ans, toujours prêt à sortir, en boîte ou ailleurs, ses copains l'envient. Il s'abîme.

Il est de ceux qui ne peuvent pas choisir. Marié depuis trente ans, il vit en célibataire auprès d'une femme qu'il a tant trompée qu'elle a préféré se fermer à lui, physiquement et moralement. Depuis vingt ans, ils font chambre à part, amour à part, vie à part. Elle ne voulait pas divorcer, sans qu'il ait jamais très bien su pourquoi, il n'a pas cherché à la convaincre. Il sort des minettes, boit trop et fume cigarette sur cigarette.

Mais l'âge a ses raisons et, si ses lombaires lui causent quelques soucis, je découvre vite que le vrai problème de Jean est ailleurs : de plus en plus souvent, au moment d'honorer ses jeunes compagnes, c'est la panne. Jean se sent grotesque, et surtout vieux. Parce qu'il est bel homme, les filles le trouvent séduisant et lui sautent au cou, mais il panique, achète des vitamines et du ginseng, change de plus en plus souvent de partenaire. Il a peur. J'ai beau lui expliquer qu'un demi-litre de vin par repas, sans compter les whiskies de la nuit et deux paquets de cigarettes par jour ont des chances de le faire vieillir encore plus vite et d'altérer le peu d'énergie qui lui reste, il se raccroche à ses gris-gris pendant quelques mois avant de se décider, enfin, à se prendre en charge.

Je lui propose de garder dix cigarettes sur quarante et de reprendre la course à pied, qu'il a longtemps pratiquée, deux fois par semaine. Et tente de lui faire comprendre qu'à soixante-cinq ans il doit cesser de chercher la performance à tout prix. Mieux vaut tenter des expériences les jours où il est en forme, et une histoire harmonieuse lui conviendra mieux que dix aventures à moitié ratées. Il a la chance d'avoir trouvé avec sa femme une sorte de statu quo, dénué de drames et de complications.

Elle ne lui demande rien, il n'a pas à se justifier. Ils ont renoncé à se raconter le passé et à se demander pourquoi ils en sont arrivés là. Comment lui faire comprendre qu'à son âge il ne peut revenir en arrière ? Il doit à la fois préserver cette femme, qui fut la compagne de toute une vie, et trouver une relation extérieure équilibrée, cesser de confondre amour et exploit, qualité et quantité.

Donjuanisme va évidemment de pair avec un incroyable souci de bien faire : stakhanovisme rime avec perfectionnisme. Or les deux sont aux antipodes du véritable amour. Il faut prendre l'amour comme il vient. Sans complaisance mais sans réticence.

Se précipiter à corps perdu dans toutes les aventures, refuser toute liaison qui implique une idée de durée sous prétexte de ne pas aliéner sa liberté, c'est risquer de vivre des amours à jamais stériles. A force d'économiser ses sentiments, on s'atrophie. A jouer les athlètes du sexe, on devient un handicapé de l'amour.

Car l'amour s'épanouit sur la distance, s'affermit en s'approfondissant. Il se nourrit de ces mille et un riens qui, autour de l'amour, font la vie de tous les jours. La tendresse, les années, les goûts, les soucis qu'on partage. Les seuls champions du monde de l'amour sont ceux qui ont su être heureux tout au long de leur vie.

Qu'est-ce que l'amour ?

L'amour, c'est partager avec quelqu'un qu'on croit aimer une émotion, une vibration, des sensations, des caresses, des conversations.

Seul le temps vous dira si cet amour est un grand amour, un amour vrai, profond.

L'amour, c'est Roméo et Juliette.

L'amour a mille formes et un seul nom. Amour fou, amour passion, amour amitié, et j'en passe, au point qu'on ne sait plus, parfois, ce qu'est le grand amour, le véritable amour, celui que tout le monde cherche.

Comment savoir que nous aimons vraiment ? On dit : « Je donnerais ma vie pour lui, pour elle », mais on a si rarement l'occasion de le faire. Alors qu'on a des milliers d'occasions de prouver que l'on aime dans la vie quotidienne.

Aimer est un plaisir si on ne calcule pas. Si on aime d'abord, c'est-à-dire si l'on pense à l'autre avant tout, avant soi, son confort, si son bonheur est le but premier de ce que nous faisons. Le grand amour n'a pas besoin de grandes déclarations, mais de petites preuves constantes, évidentes, naturelles.

Marianne

Marianne a mis très longtemps à me parler de sa sexualité. Je soignais sa nuque, qui était très douloureuse, elle suivait ma méthode, elle ne se livrait pas. C'est un jour, d'une petite voix sourde, qu'elle m'a parlé de son mari.

Elle l'aimait, profondément, depuis huit ans qu'ils étaient mariés. Ils faisaient l'amour régulièrement, il semblait satisfait, elle était déçue, toujours. Pourtant, elle était attirée par lui, elle aimait son corps, sa peau, il n'y avait pas d'autre homme dans sa vie, mais il n'avait jamais réussi à la faire jouir. Elle ne lui en avait jamais parlé, elle aurait eu peur de le blesser. Elle avait joui pourtant, seule, en se caressant, avant son mariage. Elle insistait :

— Je suis sûre que je suis normale.

Dans ses rêves, Marianne rêvait que son mari la caressait, longtemps, et elle le caressait aussi. Elle était sûre qu'ainsi elle pourrait connaître l'orgasme. Mais lui faisait l'amour toujours de la même manière. Depuis huit ans, sans changer ! Et, sûr qu'elle était heureuse, sans se poser de question.

Il a fallu du courage à Marianne pour parler, et bien du tact pour ne pas le blesser. Mais il ne voulait que son bonheur. Ensemble, ils ont cherché à se donner l'un l'autre plus de plaisir. Elle lui a fait découvrir ses désirs, ses zones sensibles, il a appris à la caresser, ils ont exploré d'autres positions. Marianne, enfin, s'est débloquée. Elle ne jouit peut-être pas chaque fois, mais elle a retrouvé le plaisir. Il est plus heureux aussi. Parce que faire plaisir à l'autre est aussi un plaisir.

Une des mes patientes se plaignait amèrement de son mari qui, racontait-elle, lui avait dit une seule fois qu'il l'aimait, le jour de leur mariage, il y avait vingt-cinq ans. Ils avaient connu des malheurs, des disputes, les problèmes qu'on rencontre en une vie commune, et jamais, pas une fois, il ne lui avait fait défaut. Jamais il ne l'avait gravement déçue. Comment faire comprendre à cette femme qu'il l'aimait, et infiniment plus que d'autres, plus diserts ou plus extravertis, mais prompts à éluder leurs responsabilités ?

L'amour, c'est la présence, mais discrète, l'attention, mais légère, le désir de rendre l'autre heureux, non le désir d'assouvir ses propres instincts de possession.

Trop souvent, on confond amour et propriété : « Je suis à lui », « Elle est à moi », « Nous nous appartenons »...

Mais étouffer n'est pas aimer, car pour aimer, il faut exister, s'affirmer, être sûr de son identité. S'il est indispensable de faire des concessions, il est intenable de se fondre dans l'autre, s'oublier, perdre sa différence. Même parfait, le couple est l'union de deux individus distincts, proches peut-être mais jamais pareils.

Chacun doit donc cultiver sa propre personnalité, se préserver un jardin, secret ou non, et accepter que l'autre, à son tour, s'épanouisse dans sa propre vérité.

Ainsi chacun pourra-t-il s'apporter à l'autre en toute liberté, sans mensonge. La plus grande qualité en amour n'est peut-être pas d'aimer, mais de respecter celui qu'on aime.

Pour être heureux en amour, il faut savoir être heureux en amour

Pour être heureux en amour, il faut le vouloir et faire tout ce qu'on peut pour y arriver. Cet axiome, qui semble une lapalissade, est apparemment aux antipodes des modes de comportement de 90% de nos contemporains. Non qu'ils ne souhaitent ardemment être heureux en amour : tous le désirent, mais sans s'en donner les moyens, même les plus simples. Or, il en est de l'amour sous toutes ses formes comme du reste, il exige un peu de volonté, d'investissement de soi et de foi, de confiance en soi et en l'autre.

L'amour rapproche deux êtres que généralement tout sépare. Je dis généralement, car je parle ici des amours hétérosexuelles, parce qu'elles sont les plus courantes et aussi qu'elles sont libres des tabous qui, quoi qu'on en dise, pèsent encore sur les relations homosexuelles si bien que l'opprobre social en change inévitablement le cours.

L'homme est un chasseur, un guerrier, un conquérant. Pour se nourrir comme pour faire l'amour, c'est à l'extérieur qu'il va chercher ses proies. La femme est intérieure : elle cherche un équilibre, une harmonie, sans avoir besoin de se lancer, pour cela, dans une quête effrénée. Physiquement, moralement, elle est par nature plus fidèle que l'homme.

Ce sont pourtant ces instincts divergents qui, creux contre bosses, vont devoir s'unir. Hommes et femmes sont complémentaires, pas semblables. Il est bon de s'en souvenir sans relâche. Inutile de passer son temps à se lamenter sur le thème du « A ta place, je n'aurais jamais fait cela », puisque justement on n'est pas à la place de l'autre et qu'instinctivement on réagit différemment.

Au début, quand commence le ballet de la séduction, chacun joue son propre jeu. A fond. Plus il est homme, plus elle est femme, plus les sens s'exacerbent, l'amour se teinte d'érotisme et de passion. Au fil du temps, on doit tenir à la fois son rôle dans le couple et son rôle social, qui sont rarement les mêmes. Etre au lit une femme soumise quand on est cadre supérieur dans une banque et qu'on gagne plus d'argent que son mari n'est pas évident. Jouer les schéhérazades quand on a travaillé pendant huit heures, ramené les enfants de la crèche et fini le repassage n'est pas facile.

Etre macho quand on est au chômage, séducteur et dominateur à la fois quand on est épuisé et qu'on ne sait pas comment on va payer les impôts n'est pas à la portée du premier venu.

Ainsi, il y a l'amour et la vie qui use l'amour, les rôles rassurants de chacun qui s'effilochent à l'épreuve des circonstances, et la tentation du moindre effort. Contre ces coups de boutoir, il faut savoir retrouver ce qui reste au-delà des contingences : un homme, une femme, et un instinct qui les pousse l'un vers l'autre. Car lorsque naît, entre deux êtres, une étincelle, elle ne s'éteint pas. Elle vacille, elle étouffe parfois, mais elle demeure.

Je crois aux vibrations, aux atomes crochus, à l'attirance mutuelle. Je crois qu'un choix a toujours des raisons profondes, viscérales, qui prennent racine au-delà du réfléchi et du raisonnable.

Les sages se réconcilient sur l'oreiller. Les fous ferment leur corps avec leur cœur.

L'amour, c'est tout ou rien

Le laxisme ne pardonne pas en amour, ni l'indolence ni l'à-peu-près. La règle élémentaire du savoir-vivre du cœur est de penser oui quand on dit oui, et non quand on refuse. Donc de savoir, en toute connaissance de cause, dire oui ou non.

Les tièdes, ceux qui s'engagent à moitié, celles qui se laissent faire, ne tiendront pas la distance. L'amour est un choix, toujours, qu'il faut assumer totalement, sans restriction mentale ni physique. Et cela vaut pour tous les domaines de l'amour. Aimer, c'est être fier de l'autre, c'est non seulement l'accepter mais être capable d'éprouver pour lui des élans que rien ne vient briser. L'amour ne connaît pas les arrière-pensées.

Physiquement aussi, et même plus encore, car en ce domaine on ne peut pas tricher, il faut cette impulsion qui vous jette vers l'autre sans retenue. Pour donner du plaisir et en éprouver, il faut ne penser à rien d'autre, se laisser aller, lâcher les freins. Il y en a beaucoup : la religion chrétienne a trop nié le corps pour que, dans un pays latin comme le nôtre, il ne nous en reste pas quelque chose. Les vertus prônées par l'éducation bourgeoise ont, des générations durant, fait croire aux femmes qui aimaient faire l'amour qu'elles se conduisaient comme ces prostituées qu'on appelait « filles de joie », peut-être pour montrer aux autres, les vertueuses, les épouses, qu'on ne mélange pas l'amour et le plaisir.

Eh bien, si, justement. Amour et plaisir sont toujours conjugués, car l'amour décuple le plaisir comme le plaisir donné et reçu, parfois, conduit à l'amour.

Nier son corps

L'amour physique est mal parti.

A voir le nombre des insatisfaits, c'est même devenu une gageure que de réussir l'un des rares actes pourtant à la portée de n'importe quel adulte normalement constitué.

Loin de moi l'idée de faire ici un cours de sexologie. Ouvrons pourtant quelques pistes.

Comme les hydrates de carbone en alimentation, il y a des poisons modernes de la sexualité, des tue-l'amour dont on a peu conscience si l'on n'y réfléchit pas.

Ils transforment nos nuits en exercices poussifs, vite faits pas très bien faits, sous réserve que nous n'ayons pris soin d'avaler un de ces barbituriques qui vous mettent à l'abri de toute tentation pour huit heures.

Ce livre ayant le désir avoué de vous faire sourire même des choses importantes, évoquons simplement, sans insister, quelques situations dont ceux qui n'en ont vécu aucune peuvent sans plus tarder passer au chapitre suivant.

Il veut, elle pas, tout de suite elle cède, pour que ce soit plus vite fini. Elle sait qu'il va vouloir et prévient :

— Je ne me sens vraiment pas bien depuis ce matin. Il faut que je me repose, non, n'insiste pas.

Il croise son regard, elle lui plaît, il lui plaît, il le sent.

Ce n'est pas un rustre, il l'invite à dîner. Le courant passe. Elle ne résiste pas au dernier verre, puis s'indigne quand ses élans se font pressants et le jette dehors.

Elle vient de se rappeler qu'« une femme bien ne couche pas la première fois ».

Vexé, il ne donnera plus jamais de ses nouvelles.

Dimanche, les enfants sont sortis, l'un aux scouts,

l'autre chez une copine. C'est rare de rester tous les deux. Elle en profite pour mettre un masque sur son visage et de l'huile d'olive sur ses cheveux.

Il adore faire l'amour avec elle. Depuis le temps, pourtant, il aurait pu se lasser.

Mais non, c'est toujours formidable.

Et elle, elle est heureuse aussi ? Quelle question, drôle de question, il ne le lui a jamais demandé.

Il n'a jamais osé lui dire qu'il aimerait avec elle essayer toutes les positions, qu'il attend des initiatives, des désirs, des souhaits, elle est si prude.

Elle enferme ses fantasmes au fond de ses rêves.

La fête des corps est au point mort

Il a vingt ans, elle est jolie, ils sont étudiants tous les deux dans une faculté parisienne.

De cours en boîte de nuit, ils ont commencé à parler, puis à se plaire. Un soir, ils sont rentrés ensemble. Baisers, caresses.

— J'adore faire l'amour, a-t-elle dit.

Paralysé par cette déclaration, justement, il n'a pu faire l'amour avec elle.

Les adultes ne sont pas toujours mieux, et je ne compte plus le nombre d'hommes qui avouent, dans le silence d'un cabinet :

— Je ne touche plus ma femme depuis des années, trop de fatigue, plus d'envie...

» Pourtant, je n'ai pas de maîtresse. C'est simple, il ne se passe plus rien. Je me demande quelquefois si je suis normal !

Catherine et Jean-Pierre

A quarante et un ans, Jean-Pierre avoue une seule envie : jeter l'éponge. Commercial dans une grande entreprise, il se sent épuisé, mais ne dort plus, adore sa femme, mais ne la touche plus, aime ses deux enfants, mais ne passe pas de temps avec eux.

Son rythme de vie est effarant. Levé à 6 heures, il part sur la pointe de pieds pour ne réveiller personne, sans avoir pris de petit déjeuner. A midi, il déjeune rapidement, avale n'importe quoi :

— D'ailleurs, dit-il, je n'ai pas d'appétit... De toute façon, je n'ai pas le choix. Je vais là où mon travail m'appelle, je n'ai pas d'horaires, pas de vrai point fixe.

Catherine, sa femme, secrétaire comptable dans un garage, est, dit-il, très fatiguée aussi. Il aurait souhaité qu'elle vienne consulter avec lui, mais elle a refusé :

— Vas-y d'abord , insista-t-elle.

Jean-Pierre parle de leur vie morcelée, de leurs problèmes d'argent qui l'obsèdent, et de leurs relations sexuelles inexistantes depuis presque un an. Ils ne l'ont pas voulu, et ils n'en parlent pas. Ça s'est fait comme ça.

— On est trop fatigués, on n'en peut plus. Quand je suis à la maison, la plupart du temps, je n'ai même pas le courage d'aller me coucher. Je m'endors devant la télé, dans un fauteuil.

Ils forment pourtant un vrai couple, attaché l'un à l'autre, et fidèle.

J'ai demandé à Jean-Pierre de suivre sérieusement la cure d'attaque : respiration, relaxation, endurance et, bien sûr, une autre hygiène alimentaire. Sa femme a préparé la veille, pour lui, la table du petit déjeuner, il m'a promis de prendre le temps de déjeuner au calme, et, dans la journée, de courts moments de détente. Le soir, en rentrant, je lui ai conseillé de se déshabiller entièrement, de prendre une douche ou un bain, de faire peau neuve. Le week-end, en famille, il a renoncé à la télévision pour aller marcher au grand air.

Quand il a commencé à aller mieux, Catherine a accepté de suivre le même programme. Ensemble, ils ont choisi de passer leurs prochaines vacances à la montagne pour faire des randonnées avec leurs enfants et nager, tous les jours. Ils ont recommencé à faire l'amour. Naturellement.

Les hommes surmenés, dévirilisés, sans désirs sont si nombreux que leurs cas relèvent du phénomène de société. Il n'est pourtant pas normal d'étouffer sa sexualité et de vivre ainsi amputé.

Les femmes ne sont pas à l'abri, vivant seulement la situation avec plus de fatalisme :

— Il ne me touche plus, mais ça m'est égal... Finalement, j'ai la paix et je ne m'en porte pas plus mal.

Ou encore :

— Je fais l'amour pour lui faire plaisir, mais je ne sens rien, je n'ai aucun plaisir. Au début, oui, c'était bien, maintenant, c'est comme si j'étais anesthésiée.

Ils se sentent fatigués, elles se croient frigides, et cette misère des couples dont on ne parle pas ajoute un stress majeur à tous ceux que la vie actuelle ne nous épargne pas. En est-il la conséquence ? Peut-être. Mais en partie seulement. Il semble que plus s'élève le niveau d'études, plus on s'intellectualise et se responsabilise, moins on est capable de vivre sainement et sans complexe sa sexualité. Sans complexe, c'est-à-dire en cherchant à en obtenir du plaisir, ce qui, après tout, est le but naturel de l'acte d'amour.

Mais le plaisir n'est pas universel. On le sait : les médias ont largement aidé nos contemporains à faire la part du plaisir vaginal et du plaisir clitoridien, donné la parole aux sexologues qui ont tout dit du besoin de parler, varier les positions, voire pratiquer des exercices de musculation ou de relaxation pour retrouver, quand on l'a perdu, le chemin de l'orgasme. Il n'empêche : neuf couples sur dix acceptent de perdre tout plaisir sans jamais consulter un sexologue. Pire : sans s'avouer ni ce qui ne va pas ni ce qui, peut-être, améliorerait les choses. Les couples sont timides, et surtout mal à l'aise. Or, pour éprouver dans sa plénitude le plaisir physique, il faut être à l'aise, bien dans sa peau et confiant en l'autre. Il faut, aussi, ne pas être égoïste. Il est facile à l'homme de jouir vite, et même s'il n'est pas pleinement satisfait, il en éprouvera au moins de l'apaisement.

Je sais que cet égoïsme qu'on dit bien masculin est très souvent le fait d'une trop grande pudeur. L'homme n'ose faire à sa compagne des choses dont il imagine qu'on ne sait quelle morale pourrait les réprouver. Il a peur d'elle et de ses réactions, si elle allait penser qu'il la prend pour ce qu'elle n'est pas ?

Miasmes d'éducation bourgeoise et chrétienne, elle attend qu'il propose : ce n'est pas, n'est-ce pas, aux femmes de faire le premier pas ?

Chacun a le droit de trouver son plaisir et n'est-il pas naturel de l'attendre de celui ou celle dont on partage la vie et le lit ? Si les hommes et les femmes savaient s'écouter, se toucher, se caresser, laisser monter en eux la tendresse, ils n'auraient le plus souvent que faire d'un médecin ou d'un sexologue, car l'orgasme n'est pas l'alpha mais l'oméga de l'acte d'amour, son accomplissement.

Avant, il y a le jeu de la séduction, l'approche, l'éveil de tous les sens. Lorsqu'il y a blocage, quand l'un ou l'autre ne parvient pas à trouver la jouissance, c'est souvent par manque de sincérité ou d'imagination. De sincérité, car on fait semblant d'aimer ce qu'on n'aime pas et d'ignorer ce que l'on souhaite profondément. D'imagination, car l'amour a besoin de changements, de variété et de surprise. Étrangement, on croit qu'il faut changer de partenaire alors qu'on n'ose pas changer de position. Il en faut si peu, souvent, pour que renaisse une flamme que l'on croyait éteinte.

Les « tue-l'amour »

Si *Paul et Virginie* reste à jamais le symbole de l'amour parfait, c'est aussi parce que cet amour est idyllique, à l'abri sur son île de toute contingence. C'est l'histoire d'un amour de légende. Nos amours à nous doivent survivre au milieu des soucis et des complications. Comme les ennemis surgissant partout sur l'écran d'un jeu électronique, les « tue-l'amour » assaillent tout couple vivant normalement dans notre société. L'un des maux les plus profonds à atteindre ce binôme homme-femme est aussi le plus naturel, puisqu'il tient justement à la différence fondamentale qui existe entre hommes et femmes.

Que l'homme soit plus physique et la femme plus cérébrale n'est plus une surprise pour personne, mais, désormais, à cette difficulté s'en ajoute une autre : plus les femmes travaillent, s'assument, gagnent de l'argent, bref jouent les rôles autrefois impartis aux mâles, plus ceux-ci ont peur. Libre, la femme a gagné le droit d'exprimer ses désirs et ne s'en prive pas. Chasseur impénitent, l'homme panique lorsqu'il lui faut répondre à des assauts qu'il n'a pas provoqués. Pour la première fois lui vient l'angoisse de ne pas être à la hauteur, et il fuit. Au point que bien des femmes, belles pourtant, intelligentes, responsables (surtout responsables) se retrouvent seules, sans comprendre que ce sont leurs qualités mêmes qui éloignent les hommes. Longtemps, virilité fut synonyme de force.

Aujourd'hui, elle doit s'exprimer autrement et peu de garçons y sont préparés. Ainsi, bien des divorces, des séparations, des amours avortées sont-ils la conséquence de cette incapacité qu'ont certains hommes à s'inventer un nouveau rôle, plus en nuances, et à devenir le vrai partenaire d'une femme dont ils ne seront plus jamais les maîtres.

L'autre ennemi majeur des couples d'aujourd'hui est la fatigue. On dit que c'est le mal du siècle, c'est vrai. Elle envahit les corps et les esprits, chasse le désir, tue les sentiments, asphyxie l'amour. Qui n'est pas fatigué ? Qui peut se vanter d'être en forme, toujours ? Personne.

Or la fatigue — que les médecins définissent aujourd'hui comme une maladie, et même une pathologie majeure — implique dévalorisation de soi et insécurité. Quand on est fatigué, on est non seulement déprimé, mais physiquement et sexuellement atteint. L'homme, certes, continue à éprouver du désir mais primaire, brutal. Il n'a plus le goût des « fioritures », de l'attente, des caresses, des jeux indispensables à l'épanouissement de sa compagne. Il veut, il fait, il dort, ou passe à d'autres choses qui l'encombrent, des choses sérieuses, ses soucis. Elle subit souvent, accepte parce que c'est moins fatigant finalement que de dire non, s'expliquer et lutter. Passive, elle n'éprouve ni plaisir ni orgasme et se dégoûte peu à peu d'un acte qui la laisse trop souvent frustrée.

Quand un couple en est là, il lui faut réagir. Surtout ne pas laisser s'installer le silence auquel succèdent l'indifférence, puis la haine. Les sexologues, et surtout les thérapeutes manuels, sont armés pour ces sauvetages qui passent d'abord par le retour à la confiance en soi. Si l'on n'éprouve plus rien avec l'autre, c'est souvent parce qu'à force de stress et de surmenage accumulés, on s'est anesthésié. Il faut alors retrouver le chemin des sensations, s'ouvrir, se détendre. Les massages, mais aussi le soleil, l'eau, la nature sont des antidotes sans danger à ces passages à vide : combien de couples retrouvent-ils en vacances des gestes, des plaisirs qu'ils croyaient oubliés ?

Si vous vous sentez pris comme dans un étau de fatigue, au point que l'amour même devient un effort, arrêtez-vous, cherchez des moyens simples de faire vibrer vos corps, des petits plaisirs, des moments de calme et de douceur, relaxez-vous. Alors seulement, vous reprendrez goût à l'amour.

Le dernier et le pire des tue-l'amour reste le manque de spontanéité. Osez, il en restera toujours quelque chose de fort. Améliorez-vous. Nous évoluons, notre manière de faire l'amour doit évoluer aussi. La surprise, l'inattendu sont des aphrodisiaques plus puissants que toutes les plantes d'Asie. Et surtout, aimez aimer, car on ne fait bien que ce que l'on aime.

Alors que son but est de perpétuer la société, donc de susciter des couples qui deviendront familles, et ainsi de suite jusqu'à la nuit des temps, l'éducation s'exerce le plus souvent de façon répressive, au point que si, comme on le leur a appris, garçons et filles n'ont de cesse de s'unir, ils sont parfaitement désarmés pour pérenniser les couples qu'ils ont formés.

Je m'explique : même s'il est merveilleux d'épouser la fille ou le garçon qu'on aime, et même si l'on veut dur comme fer rester fidèle tout au long de sa vie à la mère ou au père de ses enfants, on n'en a pas moins, quand on est un adulte normalement constitué, des désirs, des fantasmes, des instincts dont un, et non le moindre, nous pousse à être heureux sexuellement. C'est-à-dire épanoui, comblé, donc surpris : personne ne peut atteindre pendant trente ou quarante ans d'affilée le nirvana avec le ou la même partenaire sans un minimum de bonne volonté et d'imagination. Il est rare que l'habitude ne finisse pas par rendre insipide ce qui nous a paru, un temps, éblouissant.

On pourrait croire qu'en ces temps de libération, les couples auraient appris qu'à ceux qui s'aiment, rien n'est impossible. On constate au contraire que fausse pudeur et vraies inhibitions continuent à paralyser les couples les plus modernes en apparence.

Lorsqu'ils viennent nous voir et se plaindre — séparément — ils ont toujours le même discours : c'est la faute de l'autre qui ne fait pas d'effort, qui ne veut pas changer, qui ne pense pas à eux. Mais eux ? Ils attendent. Ainsi, aucun n'étant prêt à faire les premiers pas, il ne se passe rien. Du moins en apparence, car c'est alors que les fantasmes prennent le pas sur l'amour. Un désir que l'on n'assouvit pas est un fantasme. Un fantasme que l'on assouvit est un plaisir.

Hors les désirs pervers qui, Dieu merci, ne sont le fait que de quelques marginaux même s'ils peuvent, non soignés, faire d'importants dégâts, les fantasmes sont normaux, si j'ose dire, puisque chacun en a sans oser en parler. C'est là que le bât blesse. Car l'homme s'en va les assouvir ailleurs tandis que la femme les enfouit plutôt que d'affronter la honte d'avoir à les exprimer.

Il m'arrive, en tant que thérapeute, d'entendre des confidences qui laissent rongés de honte ceux qui me les ont faites et me laissent, moi, pantois : nous prenons souvent pour une incroyable licence ce qui n'est que la saine expression de nos envies sexuelles.

Il faut parfois savoir oublier ce que l'on a appris : en amour, mieux vaut être sincère que bien élevé.

Aimer et se moquer du reste

Si l'éducation et la religion nous ont inculqué, dès l'enfance, des tabous dont on ne peut nous tenir pour vraiment responsables, il en est d'autres que nous inventons, ou que nous acceptons au nom de quelque chose qui ressemble fort à du masochisme.

Est-il sérieux, à notre époque, de s'enfermer dans des carcans sociaux, de confondre amour et standing, mariage et assurance sur la vie ? Je connais des femmes qui mourraient plutôt que d'avouer qu'elles ont un coup de cœur pour leur plombier. Des hommes pour qui une ravissante idiote vaut mieux que n'importe quelle superbe intello qui serait capable de leur tenir tête. Et des jeunes gens qui regardent les diplômes d'une fille avant ses jambes. Heureusement, il y a Liz Taylor et son maçon le jour de leur mariage, elle en robe blanche, lui empoté au milieu d'un parterre de fleurs posées là pour la circonstance. Image réjouissante. Cette femme a toujours su se moquer de ce que pensent les autres. C'est parfois la condition du bonheur.

Danielle et Grégoire

Elle est ce qu'on appelle une femme bien conservée : autant dire qu'elle se donne un mal de chien pour cela. A vingt-deux ans, Grégoire est beau et timide. Il regarde les femmes et il en a peur, il aimerait les aimer s'il osait. Les filles de vingt ans l'agacent, Danielle le fascine.

Bouleversée par cet amour entier et maladroit, elle cède et, à son tour, succombe à la passion. Leur vie est un jeu. Il l'attendrit, l'émeut, la comble. Il est envoûté et fidèle. Mais elle a peur aussi. Il a totalement oublié son âge, elle lui en parle sans arrêt. Il ne voit qu'elle, ne veut qu'elle, elle lui montre les fesses, les seins, les jambes des autres, les plus jeunes « qui l'attirent forcément », dit-elle. Elle fait des scènes idiotes, ils se réconcilient. Un jour, il partira.

— Normal, pensera-t-elle, j'étais trop vieille pour lui.

— Je l'aime, pensera-t-il, mais elle n'a pas confiance en moi. Elle me fait une vie d'enfer par pure parano. Elle est insupportable.

Danielle a surtout peur du jugement des autres, qui n'aiment pas que l'on déroge aux normes. Peur du qu'en-dira-t-on qui a vaincu plus d'un couple, détruit plus d'une belle histoire dont les héros, d'abord triomphants, acceptaient de devenir des victimes consentantes.

Les barrières que l'on met à un amour sincère sont toujours des barrières artificielles.

On dit que nous sommes libérés. On dit que la liberté sexuelle est totale. On voit à la télévision des homosexuels affirmer leur amour publiquement et exiger le droit de se marier, ou d'adopter des enfants. Dans la vie, il n'en va pas encore de même, loin s'en faut. Ceux qui sont différents ont peur d'être exclus, ou au moins mal jugés. Ils hésitent à construire une vie comme ils en ont envie, préférant parfois une souffrance importante mais intime à l'opprobre de leur famille et de leurs amis.

Yves

Il souffrait de maux de nuque qui dégénéraient en migraines et est venu me voir parce qu'un de ses amis lui avait parlé de moi. A vingt-quatre ans, grand, beau garçon, costaud, il était aussi très tendu et apparemment peu à l'aise. Je lui trouvai en effet une nuque tétanisée, mais, au fil des séances, ses douleurs s'estompaient et il retrouvait sa souplesse cervicale, sans que cessent pour autant ses migraines.

Quand je l'interrogeais, il me disait que tout allait très bien. Je pensais qu'il devait avoir des problèmes sexuels, mais ne souhaitais pas en parler le premier, et imaginais simplement qu'à son âge il avait du mal à rencontrer des filles. Il travaillait avec ses parents, qui étaient commerçants, vivait encore chez eux, peut-être était-il un peu immature ?

Inquiet de ces maux de tête qui ne cédaient pas, je lui conseillai de consulter un spécialiste. J'avais le sentiment de ne plus pouvoir l'aider.

Ce jour-là, comprenant que j'allais arrêter le traitement, il m'a dit soudain sans lever la tête :

— Il faut que je vous dise quelque chose..

J'ai laissé le silence s'installer.

— Je ne sais pas si j'aime les femmes ou si j'aime les hommes. Je n'en ai jamais parlé à personne. Et je n'ai jamais couché avec un garçon. Je ne sais pas...

Je lui ai demandé si, au fond de lui, il ne se doutait pas de ses choix profonds. Il répétait : « Je ne sais pas. » Je lui ai conseillé de cesser de penser à ses parents et aux autres, quels qu'ils soient. Il devait assumer sa sexualité et trouver son bonheur, mais la réponse ne pouvait venir que de lui. Je lui ai donné l'adresse d'un sexologue :

— Allez le voir. Si ça se trouve, vos maux de tête viennent de vos difficultés sexuelles. Revoyons-nous dans quinze jours, nous ferons le point.

Deux semaines plus tard, Yves était plus détendu mais n'avait pas osé aller voir le sexologue. Il avait toujours ses maux de tête. Il me parla longuement d'un garçon avec lequel il aurait aimé avoir un rapport sexuel, au moins pour comparer ce qu'il éprouverait avec ses quelques aventures féminines précédentes. Je ne pouvais que le pousser à faire au moins ce dont il avait tant envie.

Il essaya en effet, avec un autre. Expérience désastreuse, il retourna auprès de sa petite amie. Il avait toujours mal à la tête.

Yves venait me voir de temps en temps, pour parler plus que se faire soigner. Je savais maintenant que son angoisse venait de son père, type même de l'homme viril, peu porté à philosopher mais fiable et fier de son fils unique. Yves ne pouvant imaginer qu'il apprenne un jour une nouvelle aussi inadmissible à ses yeux, ne trouvait pas de solution. Je ne pouvais l'influencer. Jusqu'à ce qu'il me demande de soigner sa mère qu'il avait fait venir sous un prétexte fallacieux .

C'est elle qui aborda la question : elle s'en doutait depuis longtemps. Ils parlèrent, enfin, tous les deux, en ma présence, puis elle tenta d'expliquer au père la situation mais il ne voulut rien entendre.

Yves a fini par partir de chez lui. Il a trouvé un autre travail. Il accepte son homosexualité.

Il espère qu'un jour son père aussi saura l'aimer pour ce qu'il est.

Michelle

Elle sait bien, elle, qu'elle aime les femmes, depuis toujours. Jeune secrétaire de vingt et un ans, elle n'a jamais eu de rapport sexuel avec un homme, ne souhaite pas en avoir, mais, pour être lucide, elle ne s'épanouit pas pour autant. Jolie, bien faite, elle ne devrait avoir aucun mal à trouver une amie, or elle avoue que sa vie est un désert.

— C'est difficile, car, autour de moi, personne ne se doute que je suis homosexuelle. Heureusement, car dans mon travail ce serait terrible.

Et ne parlons pas de ma famille !

Le soir, Michelle sort dans les boîtes de nuit réservées aux femmes, espérant, enfin, trouver le grand amour.

Oh ! elle a du succès : on la courtise, on la drague, mais ce sont toujours des femmes mûres de cinquante ans et plus, et ses aventures la laissent vaguement déprimée. Pas amoureuse et pas fière d'elle-même, elle se laisse faire et s'en va, déçue et frustrée.

C'est quand je lui ai donné peu à peu confiance en elle que Michelle a trouvé la force de ne plus subir mais d'aller elle-même séduire une fille qu'elle voulait et qu'elle pouvait aimer. Elle l'a trouvée. Et ses maux de ventre ont enfin disparu.

Jalousie, l'amour possession

Comment parler d'amour et pas de la jalousie, qui est son corollaire presque inévitable ? J'entends souvent dire :

— Mais si je n'étais pas jaloux (ou jalouse), c'est que je ne l'aimerais pas.

Étrange opinion de l'amour. Il me semble, au contraire, qu'être jaloux n'est pas aimer, car aimer veut dire faire, autant qu'on le peut, le bonheur de l'autre. Le vouloir.

Si quelqu'un que vous aimez vous trompe, et si vous l'aimez et souhaitez le garder, ce n'est pas la colère qui vous envahit mais la tristesse, la douleur de ne plus être préféré et l'angoisse de perdre cet autre qui s'éloigne.

Se battre avec des scènes, des reproches, c'est être sûr de perdre puisque cette attitude ne peut que pousser davantage à partir quelqu'un qui, déjà, est prêt à goûter autre chose.

Je crois qu'il faut au contraire accepter, c'est-à-dire essayer de comprendre, admettre, ne pas nier les faits. Etre tolérant, mais vigilant, et tout tenter pour reconquérir celui ou celle à qui l'on tient.

Fidélité, l'amour au masculin, l'amour au féminin

La fidélité peut être morale, sentimentale, physique, ou totale. Je sais que les femmes récusent cette distinction qu'elles trouvent spécieuse et même malhonnête. Elle est pourtant réelle, et les deux sexes ne sont pas semblables sur ce point.

Reste de nos traditions chrétiennes, nous vivons encore sous la loi de la fidélité. C'est la règle. Les couples se jurent de se rester fidèles devant maire, curé, parents et amis. L'unicité de l'amour est la base convenue de toute union. Que les coups de canif à ce contrat soient de plus en plus nombreux n'y change rien, une tromperie s'appelle toujours un adultère et sous ce mot se cachent la noirceur et la honte d'un péché capital. Il est donc moral d'être fidèle, et ne pas l'être engendre forcément une bonne dose de culpabilité.

Mais est-ce aimer qu'être fidèle par devoir, par peur des conséquences ou du qu'en-dira-t-on ? Il me semble que la fidélité ou l'infidélité se jouent sur un autre terrain et qu'elles engagent à la fois plus et moins qu'on ne le croit généralement.

Il y a les tenants du tout ou rien, les possessifs, ceux qui se rendent malades à l'idée qu'il (ou elle) pourrait en regarder un (ou une) autre.

Il y a les pionniers de l'amour libre. On se dit tout — ou on ne se dit rien — et on fait ce qu'on veut. Nos pulsions, nos envies sont notre bon plaisir.

Les deux, il faut le dire, donnent rarement de bons résultats. On peut compter sur les doigts d'une main les couples capables de vivre vingt ans ensemble sans jamais céder à un coup de cœur ou de désir. Et sur les doigts de l'autre main les couples capables d'assumer, le sourire aux lèvres, les escapades de l'autre.

Il est donc probable que plus longtemps on vivra ensemble, plus on aura le risque de céder, un jour, à une pulsion extraconjugale. Là encore, c'est la différence fondamentale entre les hommes et les femmes qui souvent crée le drame, plus que le fait lui-même.

L'homme, plus porté aux adultères, est pourtant plus fidèle, mais quelle femme le croit ?

Moins culpabilisé parce que la société est plus indulgente envers lui, il suit un désir dont il affirme qu'il n'est que physique.

C'est souvent vrai.

Séduit avant, heureux pendant, il est — s'il est attaché à sa femme et à son foyer — indifférent après, n'ayant plus qu'une envie : rentrer à la maison.

Plus prudente avant, moins prompte à s'engager, la femme est plus amoureuse pendant et après. Elle n'aime guère les aventures d'un soir et vit comme une frustration l'acte d'amour s'il n'a aucun prolongement tendre ou amical. Ainsi est-elle plus malheureuse ou plus radicale et quitte l'un pour l'autre.

Souvent, avant de réagir violemment, on devrait se mettre à la place de l'autre, tenter de comprendre ce qu'il ressent ou ce qu'il a vécu en faisant abstraction de ce qu'on imagine.

Franchise, l'amour adulte

Au risque de paraître vieux jeu, j'ajouterai que le fondement d'un couple réussi est toujours la franchise. D'abord parce que mentir, se cacher, se méfier est un stress qui change nos comportements, nous met en état de moindre résistance et nous fait, comme tout stress important, vieillir prématurément. On dit parfois qu'une aventure rajeunit un homme, ou une femme, j'en doute. Sauf si elle est assumée — par l'un comme par l'autre —, acceptée, donc vécue sans culpabilité aucune.

J'en tire la conclusion qu'il faut aimer beaucoup pour tromper un peu. Au point que l'autre ne se sente en aucun cas menacé ou blessé. Pas menacé, parce qu'on aura su expliquer son choix, l'importance qu'on accorde à son couple et à sa famille, ni blessé, car l'autre saura exactement le peu de poids que pèse une incartade légère dans une longue histoire.

Il faut parler juste ou se taire, expliquer sans heurter ou assumer sans imposer à l'autre sa propre culpabilité. Il faut être adulte, sans restriction.

Les âges de l'amour

Amour découverte de l'adolescent, amour passion du jeune adulte, amour tendresse, amour raison de la maturité et au-delà, sont les trois grandes étapes d'une relation en continuelle évolution. Nous changeons, notre façon d'aimer aussi.

Anémone

A dix-sept ans, Anémone avait eu des flirts, mais jamais elle n'avait fait l'amour. Elle avait, c'est rare, des relations parfaites avec ses parents. A sa mère, sa confidente, elle parlait de ses petits amis, de ses copines, celles qui « couchaient » et celles qui n'osaient pas, elle racontait ses propres interrogations. Depuis trois mois, elle était amoureuse de Charles. Bien sûr, elle en connaîtrait d'autres, ce n'était sûrement pas lui qu'elle épouserait, mais elle tenait à lui, s'attachait, et lui de même.

— Si tu veux faire l'amour avec lui, nous irons ensemble voir un gynécologue, dit sa mère. Tu prendras la pilule.

— Si tu veux faire l'amour avec lui, dit son père, viens ici, chez toi, dans ta chambre. Je ne veux pas que ce moment soit pour toi un mauvais souvenir. Aie confiance, fais-nous confiance.

Anémone souriait.

Quelques mois plus tard, sa mère trouva dans sa chambre une boîte de pilules contraceptives. Elle fut blessée du silence de sa fille. Mais Anémone avait souhaité commencer sans témoin sa vie de femme. Ne rien dire était pour elle un signe de pudeur, pas un manque d'amour ou de confiance.

En découvrant l'amour, l'adolescent se découvre lui-même, et il est occupé autant, sinon plus, à ce nombriliste voyage initiatique qu'à son ou sa partenaire. A cet âge, qui va jusqu'aux environs de la vingt-cinquième année, on est plus fragile, moins sûr de soi qu'on en a l'air. Les garçons cherchent à satisfaire des désirs qu'ils découvrent de rencontre en rencontre. Les filles, plus ambiguës, sont avides souvent de passer pour ce qu'elles ne sont pas : libérées, quand elles vivent dans la terreur de « se faire avoir », farouches, alors qu'elles couchent sans retenue avec le premier qui le leur demande. En toile de fond, pesants, contraignants, les soucis d'ordre pratique nés de la difficulté des parents à accepter de trouver, au petit matin, deux têtes dans le lit du petit ou de la petite. Et surtout l'angoisse, la timidité, le manque d'assurance qui, le plus souvent, transforment en désastre les premiers rapports sexuels.

Tout occupés d'eux-mêmes, effrayés par le débordement de leur désir et la peur de rater ou d'être rejetés, les jeunes garçons ont à la fois une envie effrénée d'aimer et une phobie réelle du passage à l'acte. Ils veulent faire l'amour, ils y pensent, ils en parlent, mais redoutent l'instant où, seuls avec une fille, il leur faudra mettre leurs mains sur elle. Ils vont trop vite ou laissent passer leur chance. Se replient sur eux-mêmes ou jouent les play-boys, mais dans les deux cas souffrent, incapables d'établir des rapports normaux et de transformer en tendre relation cette chasse au trésor. On dit qu'ils sont volages, insensibles, immatures, alors que c'est leur hyperémotivité qui les bloque. Prompts à satisfaire une fille de rencontre, ils sont paralysés dès qu'ils sont amoureux. Il leur faudrait être guidés, conseillés, mais leurs parents, trop heureux de penser qu'« ils sont grands maintenant, et peuvent se débrouiller », s'arrangent pour ne pas voir et ne pas savoir. Si leur éducation leur a offert suffisamment d'amour et de liberté pour leur donner les bases d'un solide équilibre, ils sauront, à leur tour, trouver le bon chemin. Si une éducation rigide ou des parents absents ou en conflit en ont fait des êtres fragiles, peu à même d'assumer leurs responsabilités, il leur faudra beaucoup de temps, d'erreurs et de malheurs pour apprendre à trouver l'harmonie dans un couple.

Les filles, malgré la pilule, la mixité et l'évolution de leur éducation, ne sont guère plus avantagées. Plus profonde, plus intériorisée, leur sexualité est aussi plus complexe et longue à s'épanouir. Pour être heureuse, une fille doit aimer, ou tout au moins le croire. Si bien que la liberté des mœurs, sans conteste bénéfique aux femmes, est souvent néfaste aux adolescentes. Pour être dans le coup, elles se sentent obligées de faire l'amour avant l'heure. Pour faire comme les copines, ne pas se sentir ridicules ou paraître adultes, elles couchent. Sans plaisir. Elles se croient frigides quand elles sont seulement incapables de se donner sans réserve à un garçon trop jeune pour lequel elles éprouvent surtout des sentiments de camaraderie. Elles auraient besoin, elles aussi, qu'on leur dise que l'amour vient toujours si l'on sait l'attendre et ne pas user sans plaisir un corps qui a besoin de mûrir pour éprouver l'orgasme dans la plénitude.

Je ne suis pas sûr, personnellement, que les adolescents d'aujourd'hui soient plus différents de nous que nous ne l'étions de la génération qui nous précédait. Je remarque, en revanche, que les jeunes couples résistent mal et que l'on divorce souvent vers vingt-cinq, vingt-six ans, après deux ou trois ans de mariage.

Une des caractéristiques de notre époque est d'avoir banalisé le divorce. Au passage, elle a aussi minimisé le mariage. Et à dire vrai, pourquoi s'en faire puisqu'il est si facile d'en sortir ? Du moins le croit-on, et c'est là sans doute ce qui rend la jeune génération actuelle différente. On se plaît, on s'aime — ou on se veut ? —, on vit ensemble ou on se marie. Pas la peine d'attendre ni de trop réfléchir. Sur le thème du : « Si on réfléchit, on ne fait jamais rien » et « On verra bien », on s'embrasse et on concubine, légalement ou non, en espérant la gloire et la fortune pour demain au plus tard.

Car s'il y a l'amour, il y a aussi l'ambition, et désormais la double ambition. Les filles ne supportent plus l'idée de rester à la maison sans rien faire d'autre que le bonheur et la promotion de leur mari.

Or l'ambition de l'un ne correspond pas forcément à celle de l'autre, l'une ne va pas forcément au même rythme que l'autre, et la poursuite de la réussite se fait au détriment de l'amour. Que viennent un ou deux enfants et l'on risque de voir s'écrouler une construction encore mal étayée. A cet âge, quand ça va moins bien, l'un des deux se précipite sur le travail, et les chemins divergent.

Sonia

Je soigne en ce moment une fille de vingt-deux ans, mariée depuis trois ans avec un garçon de deux ans son aîné. Sonia est l'une des plus jolies filles que j'aie jamais vues. Son mari, qui a une boutique de prêt-à-porter, est fou d'elle. Il est sympathique, elle est ravissante. Ils ont suffisamment d'argent pour vivre agréablement, ils n'ont pas encore d'enfant. Elle n'aime pas sa vie. Sonia veut tout, tout de suite : les week-ends à Courchevel et à Biarritz, les plus belles robes, les réceptions. Luc travaille comme un fou. Il a même volé, une fois, pour lui offrir un bijou qu'elle voulait. Elle a eu mal au ventre, à la tête, au dos, s'est sentie déprimée, elle a consulté des médecins et suivi des traitements, sans succès. Il galère. Elle dit qu'il l'aime trop, qu'il pourrait réussir mieux, et plus vite. Elle ne comprend pas que trois fois, déjà, il n'ait pu réussir à la satisfaire sexuellement.

Notre éducation nous avait appris la patience, enseigné que l'on évolue avec le temps, qu'une famille, une carrière se construisent, que l'amour s'entretient et grandit au rythme des années partagées. Nos enfants croient que ce qui n'arrive pas immédiatement n'arrivera jamais. Ils disent que rien ne vaut la peine d'attendre. Ils veulent dans l'instant et se lassent de même, prennent et laissent. Ils ont oublié que ce que l'on a espéré longtemps a plus de prix, et qu'on a plus de tendresse pour ce que l'on protège.

La crise de la maturité

Un bon couple se solidifie en vieillissant, se fortifie sur la durée. Pourtant, c'est lorsque l'homme et la femme arrivent à une certaine maturité que survient la crise à laquelle beaucoup ne résistent pas, celle de la quarantaine bien sonnée.

L'homme et la femme sont alors tous deux pris dans un réseau serré de responsabilités. A la quarantaine, on a derrière soi dix ou vingt ans de lutte pour réussir, de travail acharné, de soucis professionnels, de surmenage. Mais aussi, souvent, des problèmes financiers, des fins de mois difficiles pour payer la maison, la voiture, les vacances. Et des années de fatigue accumulée pour élever les enfants, surveiller les devoirs, remplir le réfrigérateur et se lever à l'aube. Et c'est justement quand on commence à voir le bout du tunnel qu'on accuse un parcours épuisant. Le système nerveux en a pris un coup, on a trop tiré sur la corde, pompé dans ses réserves d'énergie, on en a ras le bol.

Au fil des années, on n'a pas eu le temps d'entretenir son amour. Vivre, avancer, mûrir, se forger un standing social ont pris tout notre temps, qu'on n'a pas vu passer. On a cohabité, on a fait chacun son bout de chemin, trop occupé pour s'en rendre compte. Entre quarante et cinquante ans, quand, à la première pause, on a envie de reprendre son souffle, il nous vient aussi des désirs de changer d'horizon, de vie, de peau et de partenaire. Ce n'est pas toujours, quoi qu'on en pense, pour en prendre une plus jeune, même si un corps plus ferme et des yeux plus naïfs nous semblent attirants. C'est surtout qu'il nous faut, pour passer outre le découragement, retrouver une forme d'insouciance, un enthousiasme que nous-mêmes n'avons plus. La jeunesse apporte avec elle cette légèreté que nous avons perdue. Et cette souplesse, cette adaptabilité qui lui permettent tant d'accepter la vie et les êtres comme ils viennent.

Les hommes sont plus prompts que les femmes à trouver dans ce genre d'aventure un regain de plaisir. Avec une fille de vingt ans de moins qu'eux, ils oublient qu'ils sont déjà vieux et sont prêts à repartir pour un coup de folie, même et surtout s'ils savent qu'il ne durera pas.

Scénario classique et même banal que vivent des milliers de couples au même âge. Il joue les play-boys et roule des yeux doux à une gamine qui le mène par le bout du nez, sans scrupule, car, au fond, il ne veut quitter ni sa femme ni son foyer. Elle ne comprend pas, pleure, fait des scènes ou ses valises, et le précipite pour de bon dans une liaison. A tort : un homme mûr a rarement l'énergie de vivre à long terme une aventure avec une fille très jeune. L'éclat qui l'a séduit finira par le fatiguer. En attendant, il ment. A sa femme et à sa maîtresse. Et dans les nœuds de l'à-peu-près, la crise s'achève en drame.

Les femmes furent longtemps défavorisées : plus impliquées dans leur foyer et l'éducation de leurs enfants, moins volages par nature, plus sensibles au vieillissement, elles étaient aussi plus souvent les victimes de la crise de la quarantaine. Aujourd'hui, elles ont la maturité flamboyante, refusent de ne vivre que pour la maison et s'occupent d'elles-mêmes.

Elles travaillent, sortent, voyagent et font des rencontres.

Elles aussi veulent arrêter le temps et quel meilleur moyen que l'amour pour effacer les rides que la vie nous a faites au cœur ? Confrontés à une situation dont ils ne sont plus les maîtres, les hommes, frappés d'incompréhension, réagissent de manière infantile, s'effondrent plutôt que de se battre, se plaignent au lieu de changer.

Les couples qui survivent à ce genre de crise sont ceux qui croient en la franchise, ceux qui n'ont pas perdu l'habitude de parler, de s'expliquer. Seul le dialogue permet d'éviter un dénouement brutal auquel aucun des deux, au fond, ne souhaite arriver.

Ceux-là se retrouveront alors plus solides et plus unis qu'avant. Comme une dépression fait mûrir celui qui la subit et permet, après coup, de comprendre ce qui est essentiel et ce qui ne l'est pas, il faut aller au fond des crises pour qu'elles soient salutaires.

Nous parlions de franchise, parlons-en encore : on doit pouvoir aimer au grand jour. La passion et la tendresse préfèrent la lumière à l'ombre. Mais pour ne pas tricher l'un envers l'autre, encore faut-il avoir pris, toujours, le parti de la vérité et le parti de l'autre.

Cultiver son amour

Car l'amour se cultive. Il ne dure jamais par hasard et ne se régénère pas spontanément. Il faut se donner du mal pour l'entretenir, lui donner des preuves. Car la vie sépare les couples plus qu'elle ne les unit, s'ils n'y prennent pas garde.

D'abord, il y a les enfants, omniprésents, auxquels on ne peut refuser un câlin, une réponse, un moment, qui tuent l'intimité. Ensuite, il y a le travail. Et parfois les vacances, qu'on finit par prendre séparément. Et les amis, dans les rares moments qui nous restent. Je connais des couples qui, en deux ou trois ans, ne se sont jamais préservé le moindre tête-à-tête. Non qu'ils ne s'aiment plus, du moins ils se récrient si on leur suggère que, peut-être, leur couple est en danger. Non, ils ont tout simplement oublié de s'aimer vraiment depuis si longtemps qu'à défaut de s'être perdus de vue ils se sont, c'est pire, perdus de corps et de cœur.

L'amour ne peut devenir une simple habitude. Pour vivre, il a besoin que chaque élément du couple y croie et voie l'autre non comme une mère qui travaille ou un homme surmené mais comme la femme ou l'homme qu'il s'est choisi.

L'amour, c'est aussi beaucoup plus que l'amour

Beaucoup de gens n'ont pas ou plus d'amour. Femmes seules. Hommes lassés de leur couple mais résignés. Adolescents timides. Ils sont seuls, cœur vide, corps inutile. Certains dépriment. D'autres ont une vie riche d'émotions, de sensations, de vibrations.

Évidemment, chacun cherche l'amour de l'autre, s'épanouit dans la passion d'un corps qui s'accorde au sien, la tendresse, la complicité d'un couple réussi ; mais il y a des moments pour cela. Et d'autres où l'on est seul. Si l'on a en soi de la chaleur, des désirs, on ne sera pas vide pour autant. Autour de nous, il y a tous ceux que nous aimons, non d'amour mais d'amitié, et qui nous font un cocon affectif et chaleureux. Il y a des passions à assouvir : collectionner les timbres, jouer aux cartes, faire de l'alpinisme... les hobbies sont de fantastiques dérivatifs à la vacance momentanée du cœur. L'important est d'aimer, se passionner, éprouver des joies et des déceptions mais ne pas se laisser glisser dans l'indifférence.

Les champions, les collectionneurs, les amateurs d'art, les militants décuplent leur capacité d'amour en se donnant un but. Ils y trouvent quelquefois l'amour qu'ils n'attendaient plus, parce que c'est en aimant que l'on devient aimable. L'amour attire l'amour.

Si l'amour est aussi vital pour les êtres humains que nous sommes, c'est qu'il est aujourd'hui notre dernière aire de liberté totale, de vérité absolue. Les contraintes sociales,

les obligations, les pesanteurs de toutes sortes n'existent plus quand on est seul avec l'être qu'on aime, ou plongé dans une activité qu'on a choisie et qui nous passionne. L'amour permet d'oublier tout le reste, et pourtant il nous comble. Ainsi, il faut aimer, car de l'amour naît en nous une énergie telle que tout ce qui, par ailleurs, fait notre vie, prend une couleur plus chaude et plus intense.

Le présent composé

Je vous ai souvent parlé d'adaptation. De ce moment où, alors que vous avez recouvré la santé et retrouvé vos forces, quand vous vous sentez en pleine forme et plein d'énergie, je vous demande de patienter, d'être à nouveau vigilant, afin de stabiliser les bénéfices acquis. C'est un moment difficile : vous avez le sentiment que tout va bien, et vous vous demandez pourquoi attendre pour profiter de la vie. Je vous le répète : votre métabolisme a ses propres lois et votre organisme a ses rythmes qu'il faut savoir respecter.

J'espère vous avoir montré, dans ce livre, qu'on peut aller plus loin, faire le pas qui va de la santé au plaisir.

J'aimerais vous avoir appris non seulement à accepter d'aller bien mais à jouir de la vie dans sa plénitude.

Pour cela, il faut composer, au sens propre. C'est-à-dire ne plus subir, mais choisir. Décider autant qu'on le peut. Trouver le moyen d'établir avec chacun des rapports dénués de violence et d'agressivité. Eliminer les stress inutiles. S'organiser au sein de son environnement pour s'y sentir bien ou, en tout cas, le mieux possible.

Votre supérieur hiérarchique est désagréable, autoritaire, voire cassant ? Il existe un moyen de passer entre les gouttes. C'est peut-être en cherchant ce qui le passionne, art moderne ou rugby, que vous trouverez avec lui un terrain d'entente.

Les enfants hurlent ? Changez de pièce. Les soucis vous obsèdent ? Allez au cinéma.

Certains me répondront que c'est facile à dire... Les patients souvent me disent que je ne suis pas à leur place et que donner ce genre de conseil est aisé. Personne n'est à la place de personne, mais dites-vous que nul n'est à l'abri des mille tracas de la vie quotidienne. On peut les prendre de plein fouet, comme une voiture entrerait dans un mur sans que le conducteur donne le moindre coup de volant pour éviter le choc. Choc frontal, donc de la plus extrême violence. On peut louvoyer, éviter, contourner, chercher d'abord si on ne peut pas éviter le pire. Question d'état d'esprit. Et il n'est pas difficile d'être, simplement, positif.

Composer, c'est à la fois réfléchir, pour tirer toujours le meilleur parti des situations, et ne pas intellectualiser afin de laisser parler son instinct. Car l'instinct humain est ainsi fait qu'il devine et nous conduit vers les gens et les éléments positifs.

Ecoutez-le et suivez ensuite votre libre arbitre.

Je ne saurais trouver d'image plus adaptée que celle du musicien. Il possède son art, connaît le solfège, maîtrise son instrument. Quand il prend son archet ou pose ses mains sur le clavier pour composer une sonate ou un concerto, il se sert de la musique pour en créer une autre, qui est la sienne.

Je vous souhaite d'être les compositeurs de votre propre vie.

Des petits bonheurs tous les jours

Tous ces petits bonheurs peuvent vous apporter le droit au plaisir toute l'année.

Réveillez-vous en douceur, avec une petit musique, un petit câlin...

Accordez-vous dix minutes de grâce, dans votre lit, avant de vous lever.

Etirez-vous comme un chat en faisant jouer, au gré de votre inspiration, les articulations et les muscles que vous aurez le goût d'éveiller progressivement. Vous aurez probablement vite envie de bâiller longuement, alors... ne vous en privez pas ! L'ensemble de ces exercices peut rapidement devenir voluptueux.

Levez-vous lentement ou énergiquement, mais surtout sans vous forcer à adopter un rythme qui ne vous convient pas.

Buvez très doucement, et à petites gorgées, deux grands verres d'eau. Vous pouvez préférer une eau minérale non gazeuse. Elle sera délicieuse additionnée du jus d'un demi-citron pressé.

Prenez une douche tiède puis glacée, en alternant plusieurs fois l'eau tiède et l'eau froide. Commencez toujours par la douche tiède pour terminer par la froide, dans la mesure où vous la supportez pendant deux minutes.

Essuyez-vous et complétez votre toilette par une friction énergique à mains nues ou avec un gant de crin sec.

Passez sur votre corps une crème hydratante ou une huile naturelle.

Rincez votre bouche et massez vos gencives.

Ouvrez les fenêtres pour aérer votre intérieur et qu'il sente toujours bon.

Faites cinq à sept minutes de gymnastique douce, d'étirements et d'assouplissements, mais ne forcez surtout pas. Au début, cinq minutes devraient suffire. Essayez de dépasser dix minutes uniquement si vous manquez généralement d'appétit pour le petit déjeuner.

Prenez votre petit déjeuner couteau-fourchette. Variez autant que possible le menu en tenant compte, pour la quantité, de vos activité de la journée — efforts physiques ou intellectuels, sédentarité...

Terminez votre toilette sans hâte excessive, en vous brossant les dents, en vous rasant ou en vous maquillant.

Soignez votre apparence en achevant de vous habiller.

Si vous quittez votre domicile, vérifiez que tout est en ordre. Veillez à prendre le temps d'un mot gentil pour ceux qui restent. Et, si vous restez, soyez rassurant et souriant pour celui qui part.

Au travail, essayez d'être attentif aux autres et d'écouter sincèrement ce qu'ils disent. Soyez naturel.

Toutes les heures ou toutes les deux heures ménagez-vous une brève pause. Respirez, buvez de l'eau, asseyez-vous si vous travaillez debout, levez-vous et bougez si vous êtes souvent assis.

Dès que voûs vous sentez frappé d'un coup de barre, ménagez-vous une pause. Passez-vous les mains, le visage et la nuque à l'eau froide, buvez lentement, et à petites gorgées, un ou deux verres d'eau et prenez un petit goûter : fruit, yogourt, barre de chocolat...

Prenez aussi souvent que possible votre déjeuner en bonne compagnie — en famille ou avec des amis —, dans un endroit calme, loin du bruit et de la fumée. Evitez de parler de choses qui vous contrarient.

Si vous aimez boire un peu d'alcool, ne faites pas de mélanges et buvez à table ce que vous avez pris à l'apéritif. Choisissez un bon vin rouge ou blanc, plutôt en fonction de vos goûts qu'en fonction des plats.

Mangez doucement et assis. Faites durer votre repas au moins trente minutes. Equilibrez et variez votre menu le plus souvent possible.

Dans l'après-midi, dès que vous vous sentez frappé par le coup de barre, ménagez-vous autant que possible une pause de quelques minutes. Respirez, buvez et, vers 17 heures, si vous avez faim, mangez un fruit, un yogourt ou une barre de chocolat.

En rentrant du travail, marchez un maximum. Pensez à une petite attention pour celle ou celui qui vous attend.

Chez vous, déshabillez-vous et prenez une douche ou un bain, pourquoi pas additionné d'algues, d'essences ou d'huiles essentielles, suivi d'une douche glacée d'une minute.

Si vous restez à la maison, enfilez une tenue confortable dans laquelle vous vous sentez parfaitement à l'aise.

Demandez des nouvelles à vos proches, sans pour autant les questionner systématiquement, ou téléphonez à vos amis pour organiser vos loisirs.

Ecoutez de la musique.

Prenez votre dîner dans un cadre agréable, lentement et en bonne compagnie — aussi souvent que possible avec votre famille ou vos bons amis — dans un climat de détente et d'optimisme.

Que vous dîniez avec eux ou non, veillez à toujours embrasser vos enfants — si vous en avez — avant qu'ils ne s'endorment. Caressez-les et étreignez-les un long instant si vous n'avez pas le temps, ou le goût, de bavarder avec eux ni de leur raconter une histoire.

Réservez autant que possible des soirées en tête à tête à votre conjoint. Essayez de créer une atmosphère d'intimité propice aux échanges et à l'amour.

Caressez-vous, faites-vous des petits massages de la tête, des pieds et du dos pour vous détendre.

Après l'amour, c'est le moment idéal pour parler sincèrement. Exprimez vos désirs, encouragez les caresses que vous préférez...

Dans la semaine

Pratiquez, sans forcer et dans la détente, un ou plusieurs sports qui vous plaisent, de la gymnastique douce, du stretching, à une cadence aussi régulière que possible. Vous devez vous sentir au moins aussi frais après qu'avant les exercices.

Quelques instants avant d'accomplir des efforts physiques intenses, vous pouvez prendre une légère collation. C'est le moment idéal pour absorber du chocolat ou du sucre.

Accordez-vous du temps pour votre jardin secret — activités culturelles, lecture, concert, musées, cinéma... — pour vos loisirs, tels que le bricolage, le jardinage, la peinture, la broderie...

Faites participer votre conjoint et vos enfants à vos activités sportives et culturelles. C'est souvent un moment délicieux de complicité et d'échanges, des instants privilégiés pour apprendre à mieux les connaître, observer leurs réactions, leurs humeurs, leurs goûts, leur combativité, leur ouverture d'esprit.

Faites-vous masser régulièrement par un bon thérapeute — massage de détente et de relaxation.

Sachez choisir le lieu de vos vacances: loin de la foule, du bruit, des grosses chaleurs. Consacrez systématiquement vos premiers jours de vacances à vous reposer. Laissez votre organisme s'adapter à l'environnement et aux nouvelles conditions climatiques et alimentaires.
Et, détendu et heureux, profitez pleinement de vos vacances !

Table des matières

Cet ouvrage a été réalisé par la
SOCIÉTÉ NOUVELLE FIRMIN-DIDOT
Mesnil-sur-l'Estrée
pour le compte des Éditions Fixot
64, rue Pierre-Charron, 75008 Paris
en juin 1992

Réalisation :
PHILIPPINE PRODUCTIONS

Imprimé en France
Dépôt légal : avril 1992
N° d'impression : 21078
ISBN : 2-87645-152-2
50-65-5627-01